いつまでも元気に歩くために
専門医が教える新常識

「足が痛い」本当の原因はコレだ！

足のクリニック表参道　院長
桑原　靖
KUWAHARA, Yasushi

はじめに

「足が痛い！」

このときほとんどの人は、しばらく安静にしていれば自然治癒力でなんとかなるだろうと考えます。足に限らず体のどこかをけがしたとき、痛みがあれば湿布を貼ったり消炎鎮痛剤を飲んで、その場をしのぎながら治るのを待ちます。治ってしまえば話はここでおしまいですが、足に関して言えば、それだけでは治らない場合が多くあるので一筋縄にはいきません。

本書を手にとったあなたは足にどんな悩みがありますか？　もし悩みがあったとして、それが病院を受診するほどのことでもないし、そもそも何科を受診すればよいのか分からないという方は多いと思います。あるいはすでにいくつかの病院を受診したけれどまったく改善せず、インターネットで検索してはみたものの情報量が多すぎて結論までたどり着けなかった、という話もよく聞きます。

そして次第に優先順位は下がり「足が痛いのは当たり前」「たかが足の痛み」と自分に言い聞かせ、黄色信号を見過ごしてしまうのです。

当然、痛みは体の防御反応ですので、無視し続けていれば不可逆的な変化へと進行していきます。

人は痛みがあればどうしてもそこに意識が集中します。でも、いつまでも治らない足の痛みは結果であって原因ではない可能性があります。また湿布や消炎鎮痛剤で良くならないのは、それが一過的な生理現象ではなく動きの中で生じている継続的な物理現象だからなのです。そのため、原因を見抜いた上でその元栓を閉めてしまえば、結果としての痛みは嘘のように消えますが、実際には三次元的な空間移動の中で複雑にリンクしているため、それを手探り状態で探すことも少なくありません。

人の骨格構造は千差万別で、機械のようにすべての個体において同じ形のパーツが組み合わさって構成されているわけではありません。ひとつひとつの骨や関節などに微妙な個体差があるため、足であれば形状と機能の良し悪しが生じ、それによって歩容パターン（歩き方の癖や特徴）が異なります。

このとき理想的な歩容であれば足にかかる物理的負担は少ないのですが、そうではない場合は痛みとして現れることがあります。そして痛みがあれば無意識のうちにそこに負担をかけない別の歩容に変えてしまい、負担の矛先が二次的三次的に別の場所へと移動していくのです。

あれ？　と思った方……、そうです、大前提として人の足は生まれながらに良い人と悪い人がいるのです。そして、おそらくここまで読んだあなたは後者のほうでしょう。

でも大丈夫です。足に弱点があったとしても、その最初のトリガーを引かなければ悪い方向へは向かいませんし、たとえ引いてしまったとしても日頃からの努力の積み重ねや、ちょっとした医療的な介入でそれを押し戻すこともできます。

足は第二の心臓であり体の土台です。土台がゆがめば全身の不調につながりかねません。

本書を手にとったあなたがいつまでも健康に歩くことができるよう、書中からたくさんのヒントを見つけていただければ幸いです。

目次

第2章　足の痛みとウォーキング

第3章　関節の痛み・変形を解消する

第4章　爪のトラブル、これですっきり！

第5章　硬くなった足の皮膚・水虫を治す

第6章 こんな症状で悩んでいませんか？

第7章 正しい靴の選び方

第8章　子どもの足トラブルと女性のフットエイジング

第9章　インソール選びのコツ

序章

いつまでも健康な足で歩くために

繰り返す足の痛みは〝骨格構造のゆがみ〟を疑おう

タコ・ウオノメ・外反母趾……すべて共通の原因があった

あなたの足に痛みやトラブルが発生したとします。

タコやウオノメが痛くて、靴が履けない。外反母趾が悪くなり、関節が靴に当たって痛い……。そんなとき、何科を受診するでしょう?

タコやウオノメなら皮膚科に行くでしょう。外反母趾なら整形外科でしょう。

皮膚科ではウオノメを削る、あるいは麻酔をして取り去るといった治療がされることと思います。

整形外科では外反母趾のレントゲンを撮り、「それほど変形はしていませんね。湿布と痛み止めを出すので様子を見ましょう」と言われるはずです。

ウオノメを取ってしまえば、靴底に当たる痛みは薄れますし、湿布で冷やして安静にしていれば、外反母趾の痛みもやわらぎます。ああよかったとホッとしたその数か月後、同じ場所にタコやウオノメができて足裏が痛み、外反母趾で変形した関節は、靴に当たって悲鳴を上げるでしょう。そして再び病院を受診すれば、まるで数か月前のデジャヴのように、ウオノメを削ったり、湿布や痛み止めが処方される治療が行われるのです。

病院にとってあなたは、数か月に一度、必ず受診してくれるお得意さんです。こんな書き方をすると、「ヤブ医者に当たってしまった」と悔しく思うでしょうか？　そんなことはありません。

体の中で痛いところがあれば、誰でもそこに意識が集中します。医師も例外ではなく、患者さんが痛みを訴えればまずはそこの治療を考えます。しかし、その場所が「原因」ではなく、「結果」として痛んでいるだけだとしたら、痛みを取り去っても根本解決にはなりません。

場合によっては、痛む場所をかばって別の場所が痛み始め、そもそもの原因が何だったのかますます分かりにくくなることもあります。

繰り返すウオノメや、外反母趾の原因は、硬くなった足裏や飛び出した関節ではありません。ほとんどの場合、原因は共通しています。自分では気づきにくいのですが、**痛みの根本原因は、足の骨格構造のゆがみ**です。

「足」とは足首から下のこと。それより上のすねや太ももは「脚」という字で表します。

くるぶしから下の「足」の骨格が崩れた結果、ウオノメができたり、外反母趾になったりするのです。では足の骨格はなぜ崩れてしまうのでしょう。実はこれといった原因はありません。あえていうなら遺伝。生まれつき、少し足裏のアーチが落ちやすかったり、じん帯が伸びやすかったり、骨格の弱い人がいるのです。

足の骨格が弱いのは、視力が弱いのに似ています。生まれ持った視力には個人差があり、さらに日々の生活で目を酷使すれば視力が落ちていきます。同様に強い骨格の足、弱い骨格の足と個人差があり、日々の生活で合わない靴を履いたり、骨格のゆがみを増長する歩き方をすれば、足の骨格構造の崩れが痛みとなって表面化するのです。

若いうちであれば、骨格構造が少々ゆがんでいても、筋肉やじん帯でその弱点を補うことができます。しかし年を重ね筋力や柔軟性が落ちてくると、そのゆがみをかばいきれません。すると、ゆがみが痛みとして表れてきます。

そして根本の原因である足の骨格構造のゆがみを放置したままでは、いくら痛む場所を治療しても痛みを繰り返すことになるのです。

中には足の骨格構造のゆがみとは無関係に足が痛み、一度皮膚科なり整形外科なりを受診して、きれいさっぱり痛みが取れる人もいるでしょう。もしくは、受診せず安静にしているだけで自然に治癒する人も大勢います。

ただしそうではなく、「何度も痛みが再発する」「次々と痛む場所が増えていく」「はじめは朝だけ痛かったのに、昼まで、夕方まで、寝るまでと、痛む時間が延びていく」と困っているなら、「痛みの原因は、足の骨格構造のゆがみかも？」と、疑ってみてほしいのです。

足の医療、日本は100年遅れている

先進国の多くには足専門の「足科」がある

「タコやウオノメが痛ければ皮膚科、外反母趾なら整形外科に行くでしょう」と前述しました。

そもそも、足の痛みに対して何科を受診すればよいのか分からない人も多くいるようです。日本の医療は患者さんが個々の症状から診療科を自ら選んで受診するというシステムですから、タコやウオノメが足にできれば皮膚科、外反母趾が心配なら整形外科、巻き爪を治すには形成外科かなと見当をつけて受診します。これこそが、本当の原因を見逃す理由。各科の医師は専門の疾患に関してしっかり治療しますが、足全体を総合的に診療し、骨格構造のゆがみを矯正するような治療をしていないのです。

視力が悪いなら眼科、歯が痛むなら歯科というように「足科」があればそれも可能だと思いますが、現行の医療法上、認められていません。

足科がないという医療制度は、世界共通ではありません。日本以外の先進国の多くでは足科は独立した診療科になっています。大学にも医学部や歯学部と同様、足を診療するための足学部と国家資格が存在します。

日本の足の医療は100年遅れていると言っても過言ではありません。日本人が靴を履くようになったのは、文明開化以降。靴の歴史が浅いことも影響していると思います。足の医学が最初に発達したのはドイツ。16世紀ごろの欧州では、男女ともにヒールの高い靴を履いていたので、足のトラブルも多かったのでしょう。そのような背景から、現在では足病専門医である「ポドローゲ」という国家資格があり、その資格を持つ人たちが足全般の診療を行っています。

米国では、約100年以上前に一般の医師免許とは別に、足病専門医の「ポダイアトリスト」という国家資格ができました。大学卒業後、ポダイアトリー専門の学校で3年間、足病医学を学んだ後、研修医として臨床経験を積んで初めて取得できます。英国、カナダ、オーストラリア、ニュージーランドなどにも足病専門医の国家資格があり、足病は医学の独立した専門分野として確立しています。

足の医療はそれだけ専門性が高く奥が深いということ。日本の医師がそれぞれの診療科の患者さんを診ている片手間で、足のトラブルを解決しようというのは少々無理があります。

そこで日本でも足の医療を提供していこうという信念のもと、2013年、東京都の表参道に足を専門に診る医療機関「足のクリニック」を開院しました。すると日本在住の外国人たちが続々とやって来て、「やっと日本でも足を診てくれるところができた」と喜ばれました。彼らにとっては、**足専門クリニックがないということは、「歯が痛いときに歯医者がない」のと同じ**意味を持ちます。それくらい足専門のクリニックは人々の生活に当たり前のように存在しているのです。

「足は痛くて当たり前」は大間違い！
「たかが」と放置し、足の切断に至ることも……

クリニックを開院して驚いたのは、日本人の多くは「足は痛くて当たり前」と考え痛みをガマンしていることでした。

「タコやウオノメなんて誰にでもできるし、こんな程度で病院に行っても何もしてもらえない」と痛みに耐え、ガマンできないほど症状が悪化して初めて、病院にやって来るのです。

これは大間違い。**足が痛いのは当たり前ではありません。** タコやウオノメ、関節の変形は「たかが」ではないのです。

私は医学部卒業後9年間、埼玉医科大学の形成外科で、フットケアと足病医学が専門の教授の下で働いていました。そしてここでは、糖尿病のために足に潰瘍ができ、足を切断しなければならない人を数多く診てきました。

糖尿病は予備軍も含めると、日本人の6人に1人といわれる国民病。そのうち、**年間推定1万人もの人が、足や足指の切断を余儀なくされています。**

足の切断に至った人たちの時計を巻き戻してみれば、最初はタコやウオノメができている、靴ずれや巻き爪になっているなど、小さなトラブルだったはずです。それを「たかが」と放置したことで、潰瘍へと悪化し、どうにもならなくなって紹介されて大学病院にやって来るのです。

そんな患者さんたちを目の当たりにして、もっと早くから治療ができたらと痛感したのが、足専門のクリニックを開院した理由です。

また、巻き爪の治療ひとつとっても、インターネットで検索すると、医学的に間違えている情報が山ほど出てきます。それを鵜呑みにして、何度も再発して治らない患者さんもとても多くおられます。

足は体の土台であり家に例えるなら基礎、しかも動く基礎です。「たかが」と侮っているトラブルが全身の骨格構造のゆがみへと派生し、膝痛や腰痛、肩こりなどを引き起こし、やがて自分の足で歩けないという要介護の将来を招く恐れもあります。

自分の足の弱点を知ってそれを補い、正しく使えば、痛み知らずのまま80歳、90歳になっても元気に歩き続けることができます。

足の健康を守る知識を身に付け、正しいケアで足を丈夫に保つ。そして一生自分の足で歩く。その手助けとして、この1冊を未来へ向かって歩く足への処方箋としてご活用いただけたら幸いです。

第1章

自分の足のクセを知る

足の骨格が健康か、まずはチェックを

足裏や靴底の状態、体の柔軟性を確認

足の形は十人十色。足の骨格には個人差があり、強い骨格も弱い骨格もあります。自分の足は強いのか弱いのか、他人の足で歩くことはできませんから、比較は難しいものです。**遠くまでボールを蹴ることができるか、足音を立てずに歩けるか、持久走で速く走れるかといった差が、実は足の個性を反映した結果であるともいえます。**

また、いくつかのテストで足の骨格の強度を調べることもできます。足の健康状態をセルフチェックしてみましょう。

【足の健康チェックポイント】

※当てはまる項目が多いほど、足の骨格が弱い、もしくはそれを補えていないと考えられます。

・足の裏や指にタコやウオノメがある
・足の親指の爪が変形している
・今まで履いていた靴がきつくなった

・はだしで片足立ちすると体がフラフラする
・かかとをつけたまま膝を曲げてしゃがもうとすると尻もちをついてしまう
・真っすぐ立った姿勢から前屈したとき、膝を伸ばしたまま指先を床につけられない
・大股でゆっくり歩くのが苦手
・スニーカーよりもハイヒールのほうがラク
・寝ているときに足がつる
・朝起きるとかかとが痛い
・靴底のすり減り方が②～⑤のいずれかである

靴底診断

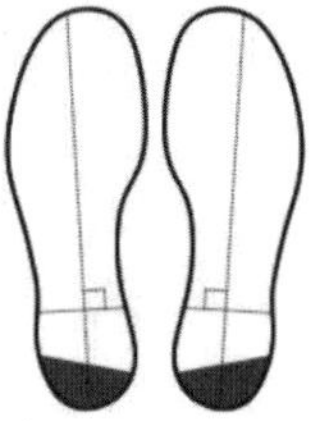
①やや外側が減っている

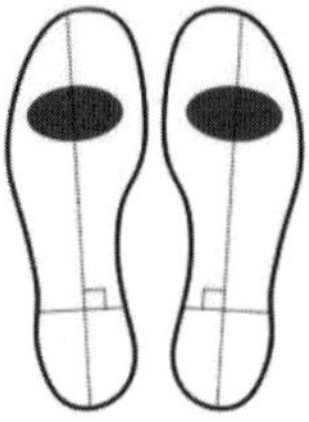
②中心が減っている

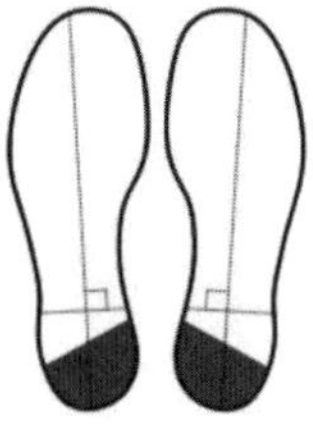
③内側が減っている

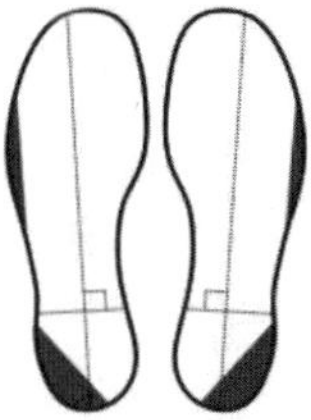
④外側が減っている

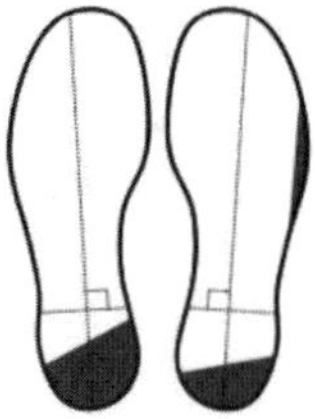
⑤左右非対称

足の骨格構造が崩れやすいわけ

28個もの骨が組み合わさり全体重を支えている

チェックテストはいかがでしたか？　すべて合格という方は、強い足の骨格構造をお持ちの方、または弱点があっても日々の努力でそれを完全に補うことができている方であり、うらやましい限りです。でも、そういう方は、少数でしょう。なぜ足の骨格構造は弱く崩れやすいのか。それは足の構造に由来しています。

人間の体には、全部で２０６個程度の骨がありますが、そのうちの約４分の1、56個もの骨が、くるぶしから下に集中しています。片足28個ずつです。この28個の骨が立体パズルのように複雑に組み合わさり、それらをじん帯や腱がつなぎ止め、さらに周囲に筋肉がついて足が構成されています。さまざまな形の小石を組み合わせ、ゴムバンドで補強しているようなものです。

◇足は「三角アーチ」と「半円アーチ」で形づくられている

足の骨格構造を理解するうえで欠かせないのが2種類のアーチ構造です。よく「足には３つのアーチがある」と例えられますが、それは正確ではありません。

足の骨格構造

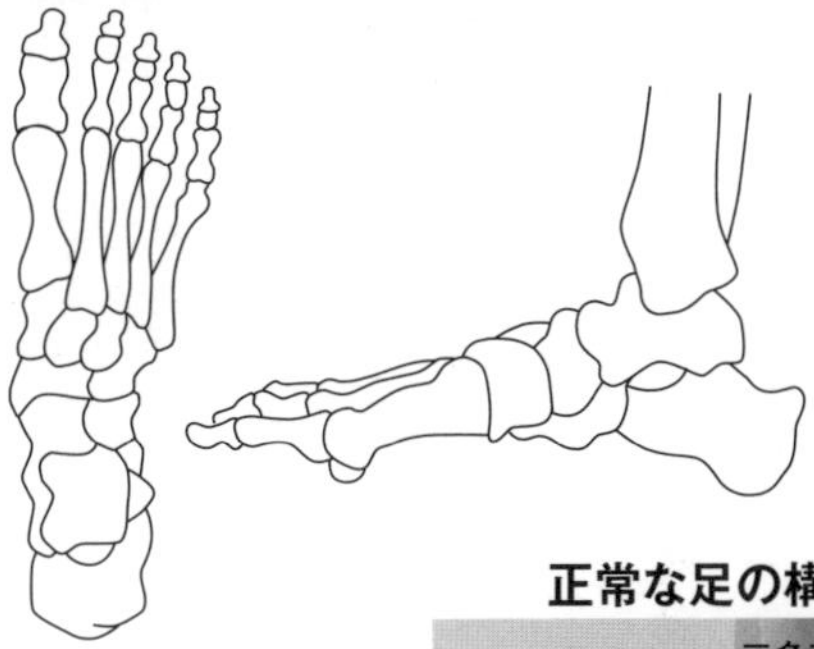

くるぶしから下、片足28個の骨が複雑に組み合わさり、足を構成している。

正常な足の構造

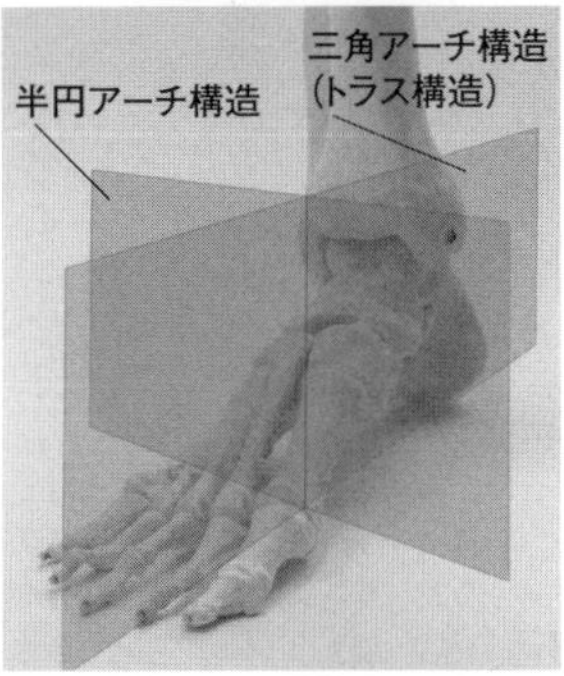
三角アーチ構造
（トラス構造）
半円アーチ構造

骨と骨どうしが関節面できれいにかみ合わさっている。

崩れた足の構造

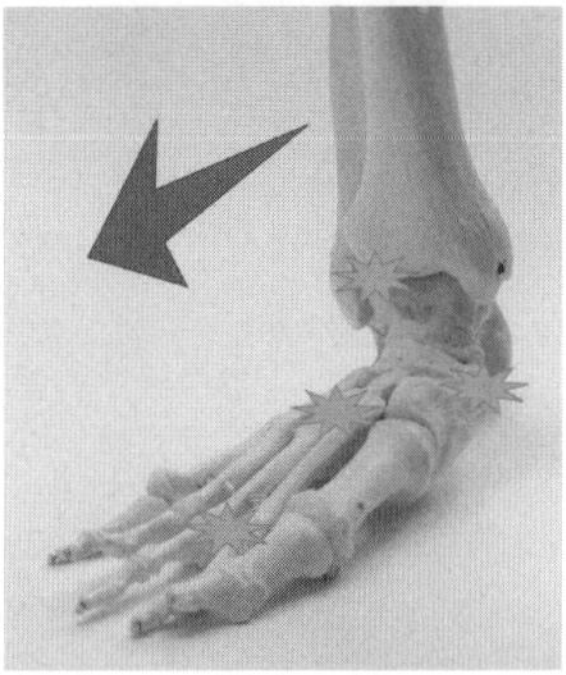

荷重により構造が崩れて力や軸の向きが正しくない。

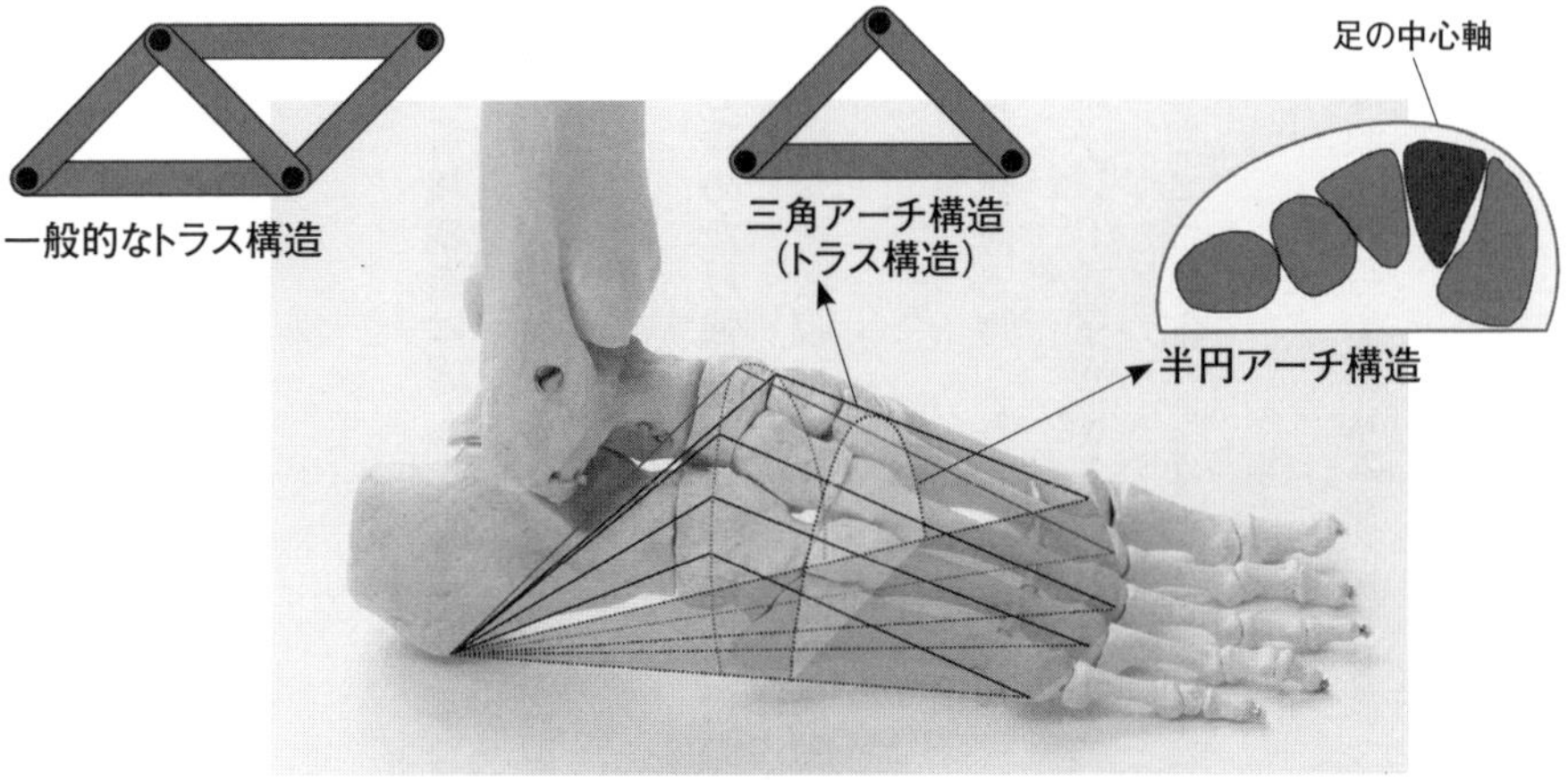
一般的なトラス構造
三角アーチ構造
（トラス構造）
足の中心軸
半円アーチ構造

足は、かかとの骨、足指のつけ根、足の甲を3つの頂点とする「三角アーチ（トラス構造：三角形を基本とした構造のこと）」が、親指から小指までに一つずつ、片足計五つあります。この三角アーチの底面は、「足底腱膜」という硬い組織でできています。

さらに、五つの三角形の斜辺で「半円アーチ」が形成されています。

この「三角アーチ」と「半円アーチ」が互いに調和することで、足の骨格構造は緩んだり強固になったりするのです。同じ濡れぞうきんでも、ずぶ濡れの状態と絞った状態では、強度がまるで違うのに似ています。

人は無意識のうちに、**骨格構成を少し組み替えることで、骨格構造を緩めたり強固にしたり正反対の状態に変化させています。**そして、**骨格構造を緩めた状態で地面からの衝撃を吸収し、骨格構造を強固にして強く蹴り返す**ことで、歩行という動作を行っているのです。

足はパーツを多くすることで機能性に富む反面、そのぶん壊れやすい立体構造物ともいえます。それゆえ生まれつき、ほんの少し構造にゆがみがある。あるいは、何かの拍子にじん帯が緩んで骨どうしの間にすき間ができる。こうしたゆがみがあれば体の重さや衝撃が、足のどこかに偏ってかかることになり、その不安定さがゆがみをさらに広げていきます。

頑丈な足の骨格を持ち、大人になってハイヒールや革靴を履いてもゆがみ知らず、痛み知らずできた人は、大いなる幸運の持ち主といえるでしょう。

日本人の7割はアーチが落ちた扁平足
三角アーチが常に低く落ちている扁平足、高く盛り上がる甲高

足の骨格構造は緩んだり強固になったり変化するとお伝えしました。

例えるなら、骨格構造が緩んでいる＝濡れぞうきん状態。このとき足の三角アーチは低くなります。

一方、骨格構造が強固＝ぞうきんを固く絞った状態。このとき三角アーチは高くなります。人の足はみな、この二つの範囲内でたわみが存在します。それが度を超えると、トラブルが生じやすくなるのです。

崩れのパターンで多いのは、足アーチが常に低く落ちてしまい足裏がベタッと床につく、いわゆる「扁平足」です。座って足裏を確認すると土踏まずが浮いているように見えても、立ち上がって体重がかかるとアーチがつぶれる「隠れ扁平足」の人も多く、隠れ扁平足も含めると、その割合は何と日本人の約7割に上ります。

そして**約2割は、足アーチが高く盛り上がったいわゆる「甲高（凹足もしくはハイアーチ）」の人です。**

では正常な足の骨格の持ち主は日本人の約1割しかいないのかと思われがちですが、それは視力で言えば2・0の人がどれくらいいるのかと同じような考え方です。単純にそこへカットオフ値をおいて明確に分けることはできないのです。

とはいえ、足の骨格構造の崩れが、トラブルや痛みを引き起こす根本原因であることは間違いありません。足アーチが崩れた扁平足なら、足が受ける衝撃をうまく吸収できず1か所に負担がかかり続けます。それがやがて外反母趾や指の変形などを引き起こすでしょう。現に、クリニックを受診する外反母趾の患者さんは、そのほとんどが扁平足です。

◇扁平足か甲高か、自分の足の弱点を知っておくことが大切

甲高の場合、足指の付け根とかかとで全体重を支えているため、かかとが痛みやすいなどのリスクを抱えています。また甲高の人は足が固い（たわみがほとんどない）ために足で衝撃を吸収させることが難しく、膝や股関節に負担がかかってしまいます。

さらに、日本人の2割と少数派のため、足に合う靴を見つけるのが難しかったりします。日本人は扁平足が多いので、靴の木型はどうしても扁平足に合うものがメインになります。そのため甲高の人は、甲に合わせればつま先やかかとが余り、足の長さに合わせれば甲が当たって痛いという現象が起こりがち。足に合わない靴を履き続けることで、ゆがみが増長される恐れがあるのです。

扁平足も、甲高も、それ自体が足の病気ではありません。痛みがなく、日常生活を問題なく過ごせているなら、対処しなくても大丈夫です。ただし、自分は扁平足や甲高という弱点を抱えていることを、知っておくことは大切です。

合わない靴で足を締めつけたり、足のじん帯が緩んできたりすれば、それまで何ともなかった足の弱

点が牙をむき始めます。不安定な足の骨格をかばって歩くうちに膝に負担がかかったり、股関節が開きにくくなるなど、その影響は「足」にとどまりません。ゆがみが出れば歩き方がおかしくなったり、足が受け止めるはずの衝撃が膝や股関節にかかることで、変形性膝関節症や、腰痛などの引き金になるのです。

「私は扁平足だから、膝が弱いのかも」などと根本原因に思い当たれば、早めの対処で痛みが悪化するのを防ぐことができるでしょう。

理想の骨格

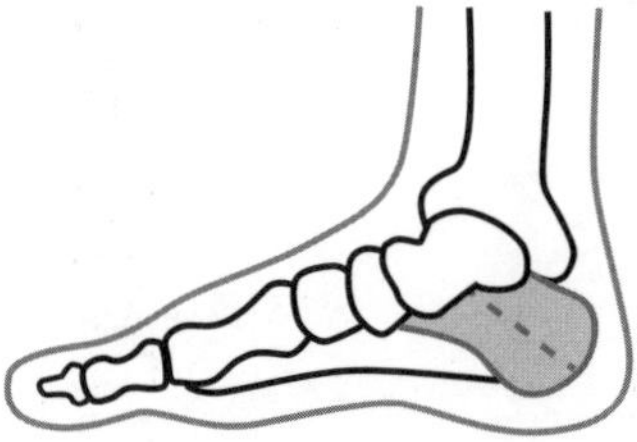

足アーチが理想的な状態にある足。

扁平足

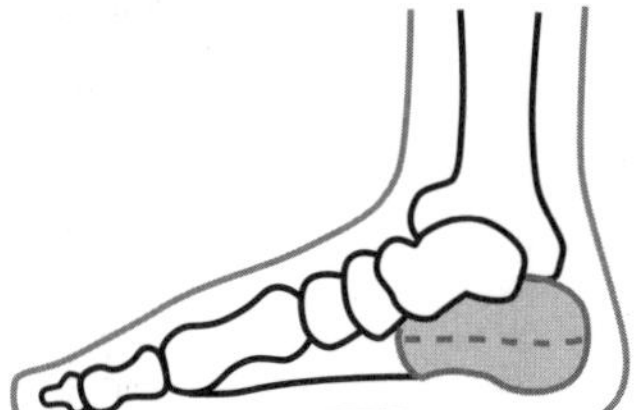

足アーチが下がり、土踏まずが消失した状態で、「扁平足」という。

甲高

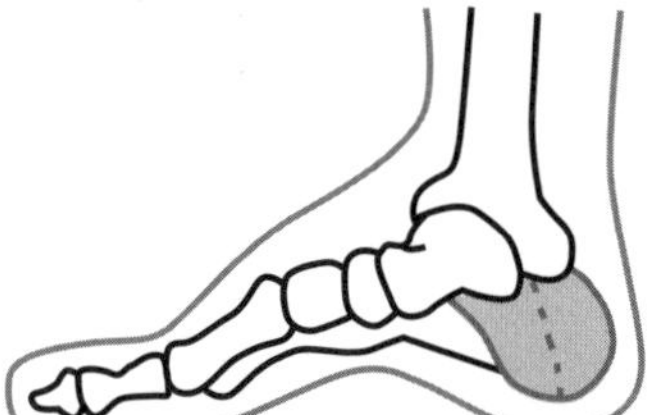

足アーチが高く反り過ぎている状態で、「甲高」という。

扁平足と足首のゆがみの関係

扁平足ならかかとが外向きになる

日本人の約7割は足アーチが落ちている扁平足です。

なぜ扁平足になりやすいのかというと、足の重心は人さし指の線上にあり不安定であること。加えて骨と骨をつなぎとめているじん帯が緩いことが理由として挙げられます。

足指は5本ですから、中心は中指と思いがちですがそうではありません。手においては中指を中心に筋肉などが構成されていますが、**足においては人さし指の線上に、半円アーチが最も高くなる頂点と、足の重心がきています。**

これがロボットの足であれば、あえて複雑な構造は設計せず中心軸は真ん中にもってくるでしょう。でも人の足はその構造の不安定さゆえ、足の裏がすべて地面に着くと親指側（内側）に体重が乗ってアーチが低くなります。このとき、ぞうきんは絞られていませんので、足は全体的に柔らかく地面の凹凸をとらえやすい状態であるといえます。地面をとらえて蹴り返しの動作に移るとき、今度は足の外側に重心を持っていくことで、足の骨はぞうきんを絞ったように締め上げられます。

こうすることで指の付け根に全体重が乗っても足の形は維持され、強く蹴り返すことが可能となるのです。

◇足アーチの崩れと足首のゆがみはセットで起こる

一方、扁平足ではどうでしょう。アーチを下げて地面をとらえる際に一定ラインを超えてしまうと、その後の「ぞうきんを絞ってアーチを高くする」という動作に移れません。それでも体は慣性力で前へ進もうとするため、扁平になったまま地面に取り残された足は、甲の部分に強い逆反りの力がのしかかります。また足のアーチが崩れるときには上下前後方向だけではなく、その立体構造上、必ず内向きに回転しながら崩れ、同時にかかとは外に向いていきます。

つまり足アーチの崩れと足首のゆがみはセットであり、足アーチが落ちるとかかとの骨が外側に倒れるゆがみも発生します。**扁平足の人は上から垂直方向に体重が乗るだけなのに、崩れた足によって下腿（膝から下）には下から内回りの力が戻ってくることになり、それが二次的な全身のゆがみの原因へとつながっていくのです。**

正常な足

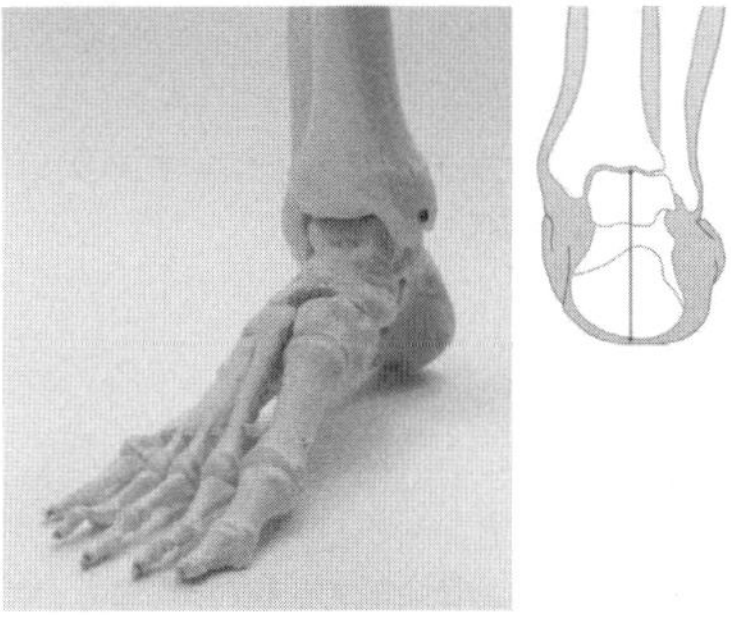

扁平足

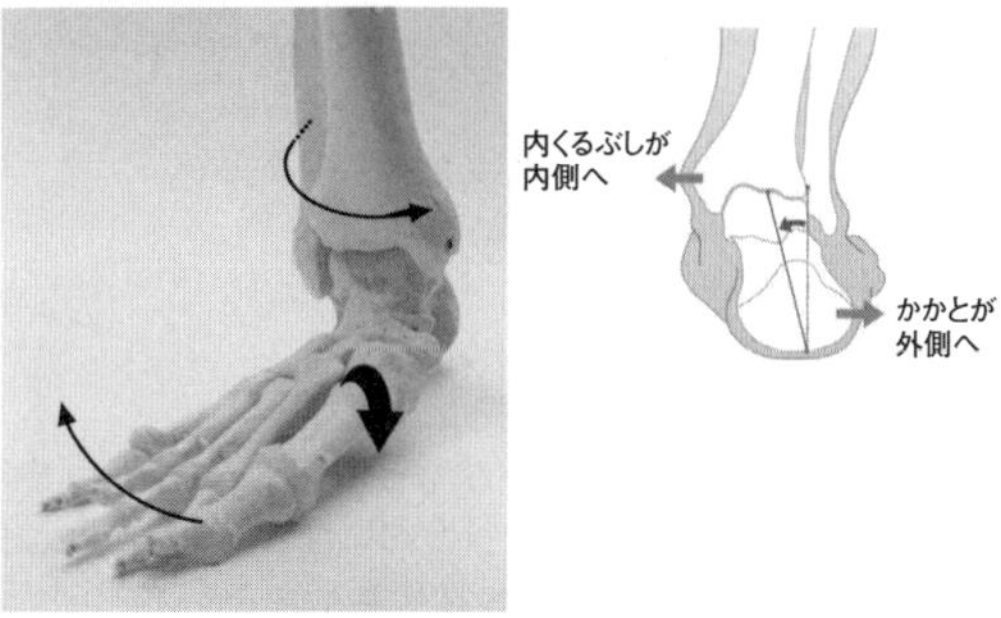

足アーチが崩れるとき土踏まずは内向きに回転しながら倒れるため、かかとが外側へ向く。

足アーチは微妙なバランスで成り立っている

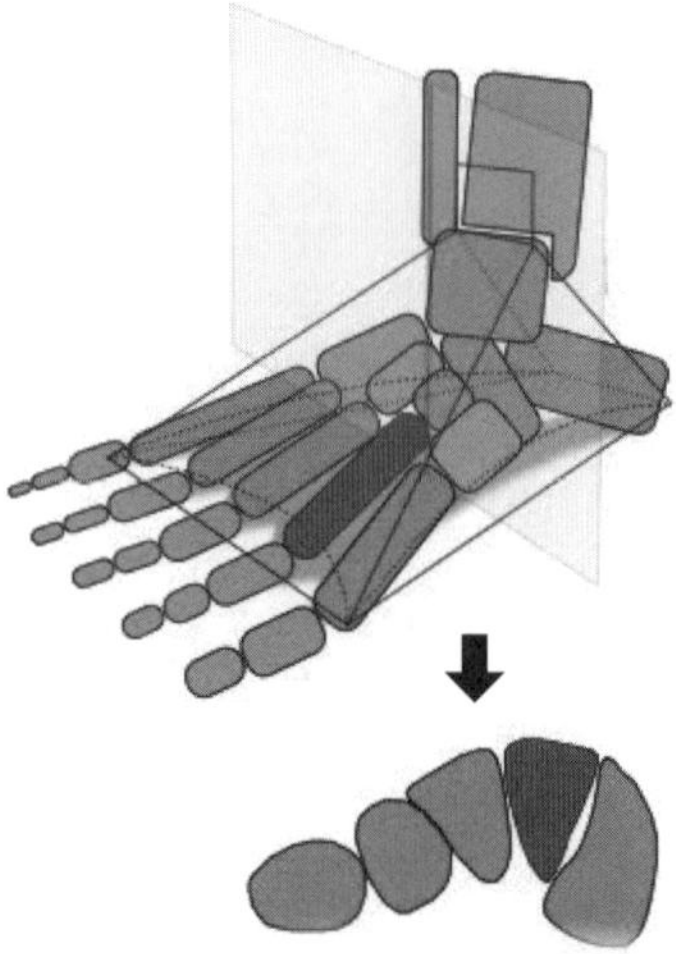

実際の骨の断面

足の半円アーチ構造

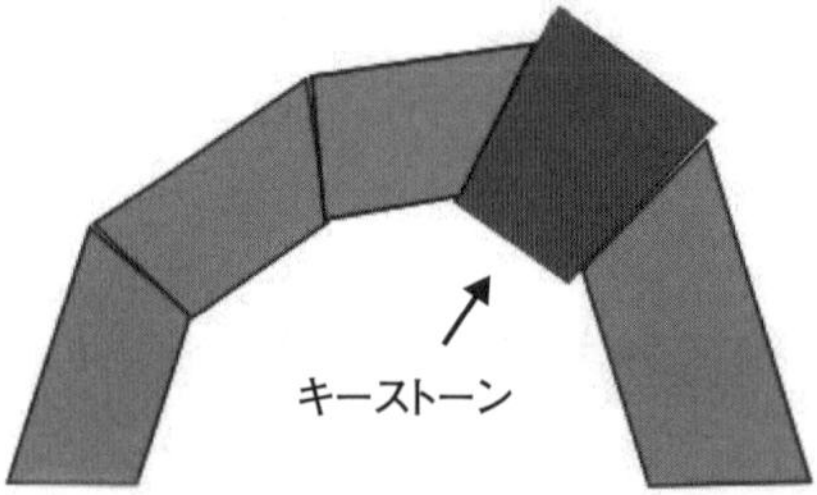

歩くときに衝撃を吸収するため、
少し不安定な構造をとる

一般的なアーチ構造

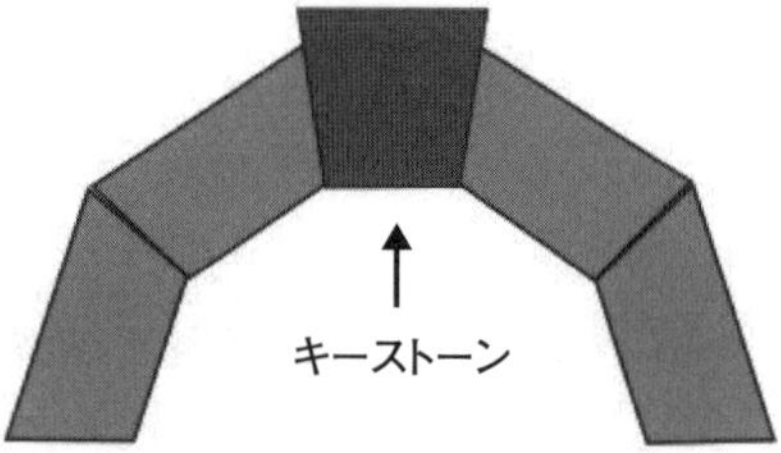

安定した強い構造で上からの
力に強い

眼鏡橋などのアーチ構造は、中心の石がキーストーンとなり、上からの力にがかかるほど石どうしは密着する。足アーチは人さし指に重心があるという不安定な構造のうえ、歩いて着地するときにはアーチをたわませる必要があり、崩れやすい。

靴底から分かるあなたのゆがみタイプ

足にどんな弱点があるのか知っておこう

はたして自分の足は正常なのか、それとも扁平足か甲高か。それを知る手がかりは、靴底の減り具合にあります。普段履いている靴の靴底を確認してみましょう。

①やや外側が減っている

足アーチが正常で、足首のゆがみも起きていない場合、靴底は①のように減っていきます。それを見越して、かかとのやや外側が補強されている靴が多いのです。

②中心が減っている

アキレス腱が硬くなっている可能性が高いでしょう。ヒール靴をずっと履いていたり、正しく歩けていない人は日常生活の中でアキレス腱が伸び縮みすることがないため、どんど

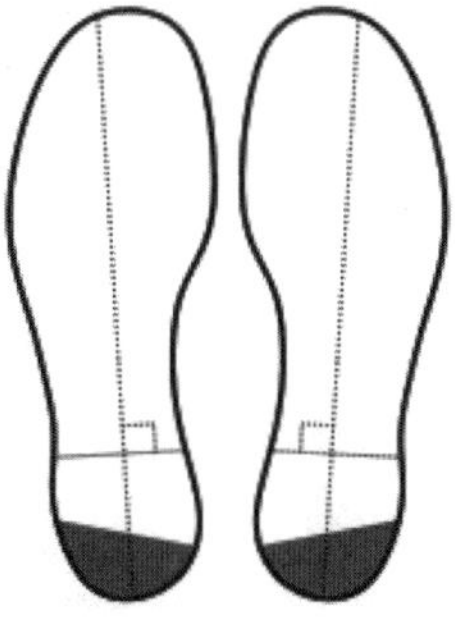

①やや外側が減っている

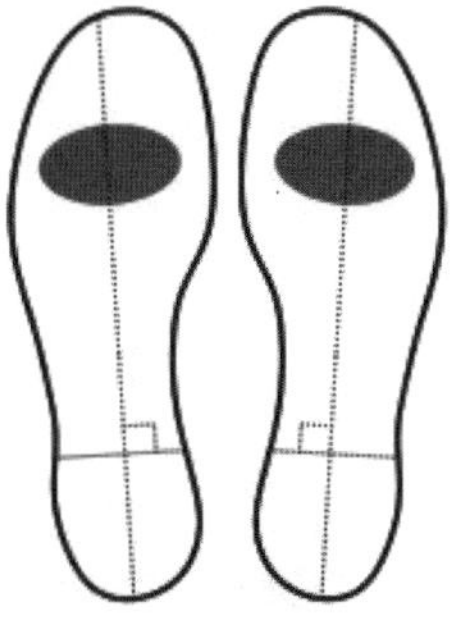

②中心が減っている

ん硬くなります。

アキレス腱が硬くなると足首を上に反らすことができないため、足裏全体で地面をとらえて体重移動をさせることが困難になります。かかとをほとんど接地させないので、指の付け根へ荷重が集中。靴底の中心が減りやすいのです。

③内側が減っている

重度の扁平足の可能性があります。アーチが崩れてかかとが外側を向き、足全体が内側に倒れてしまっています。さまざまな足のトラブルが生じる可能性があり、さらには膝や股関節、全身へゆがみが波及していくことも考えられます。

④外側が減っている

甲高の人の特徴です。このタイプの人は、足裏アーチのたわみに遊びがなく、接地するたびにゴツゴツとしたイメージで歩くことになり、その衝撃でかかとや膝、股関節を痛める恐れがあります。

また、日本では甲高の足に合う靴が少ないため、靴によって足を痛めてしまうこともあります。

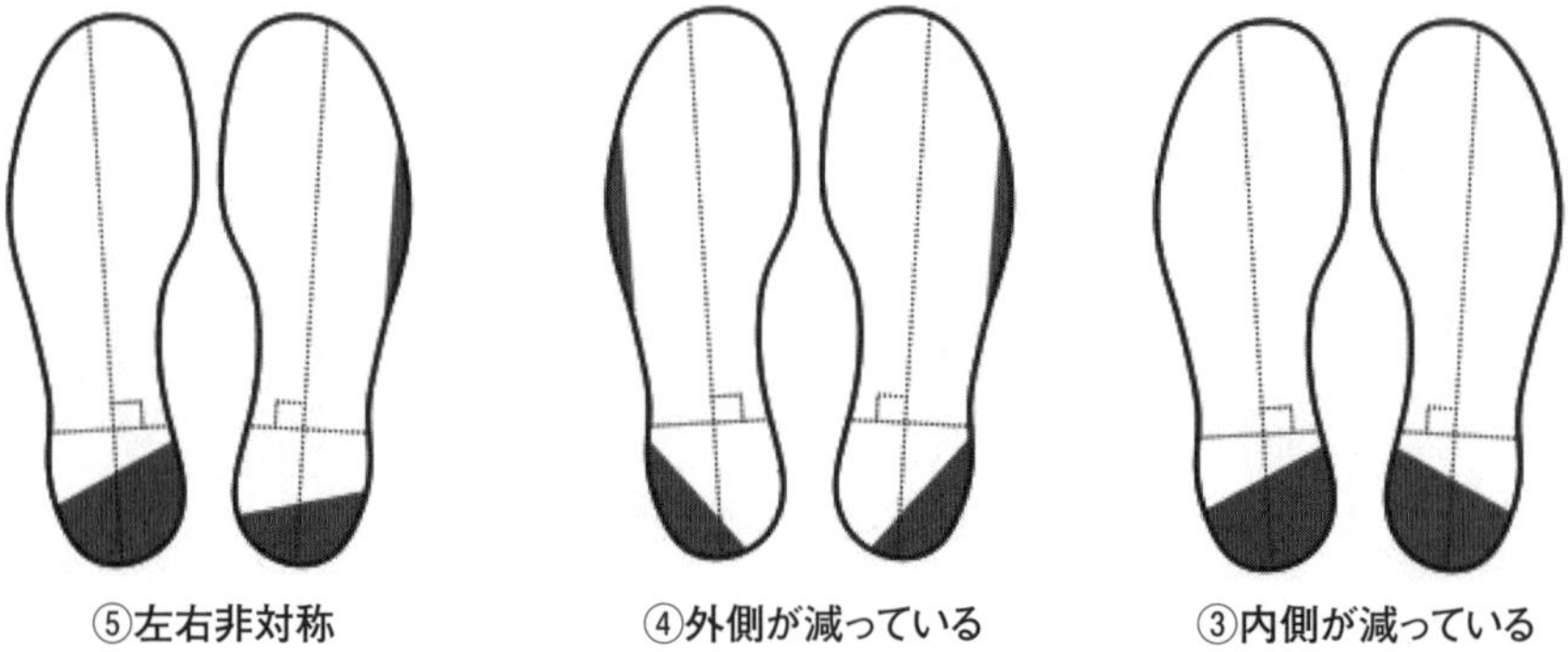

③内側が減っている　④外側が減っている　⑤左右非対称

膝下の長さの違い（①）とアーチの高さの違い（②）

①

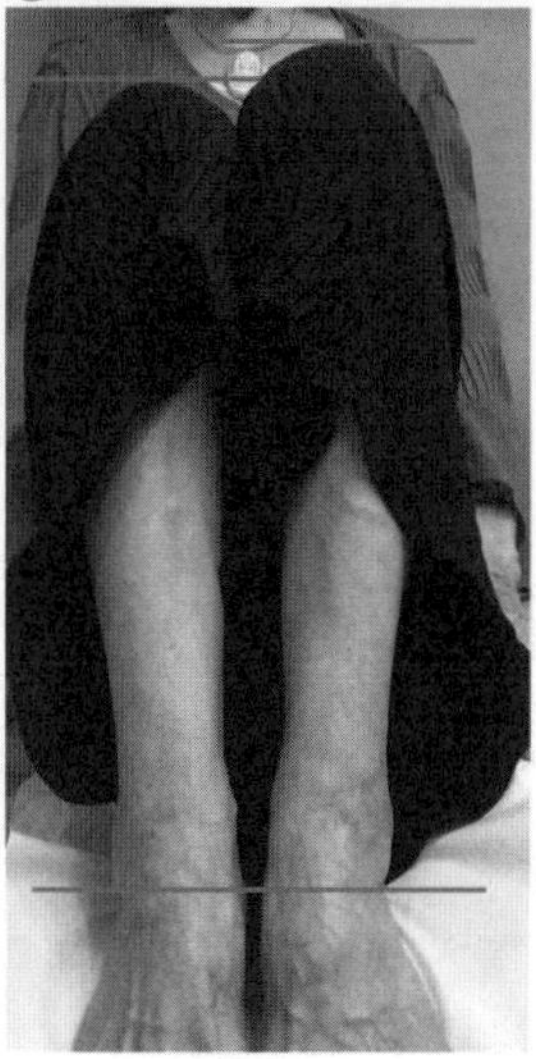

②

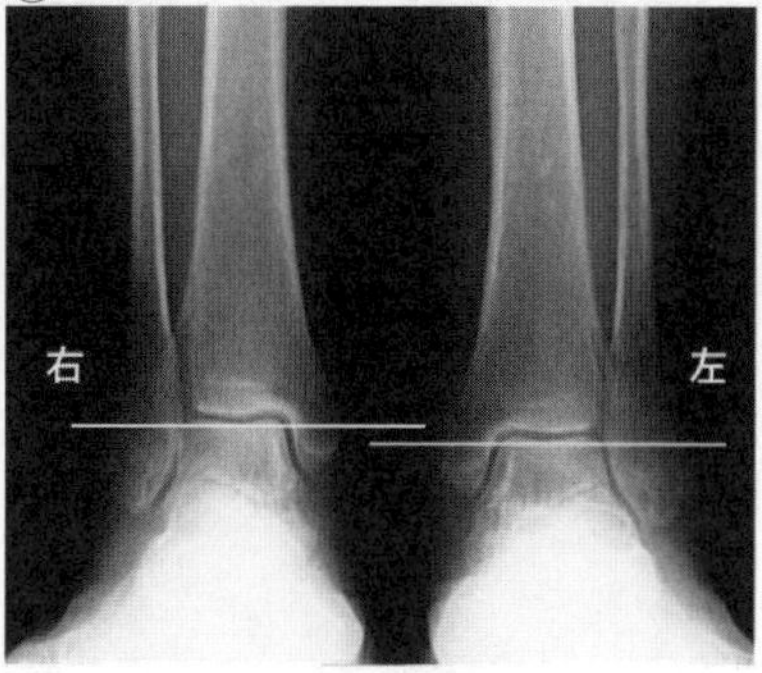

左足のほうがアーチが低い

⑤左右非対称

靴底の減り方が左右で違う場合は、どちらかの足が強い扁平足で重心が偏っているか、生まれつき左右の脚の長さが違っていることも考えられます。

後者の場合は、膝を曲げた体育座りの姿勢で左右のくるぶしの高さから膝の高さまでを比べてみましょう。左右差がはっきり分かると思います。

脚の長さに左右差があっても、それが1～2センチ以内であれば問題なく生活できます。差が大きい場合は、短いほうの靴の中に少し高さが出るよう細工するといいでしょう。脚の長さに左右差はなく、扁平足の度合いで左右差が生じているようであれば、治療用インソール（足底装具）を使うなどしてバランスを整えていきます。

足アーチの崩れはインソールで補整できる

インソールで足回りの機能を高めよう

崩れてしまった足アーチ。残念ながら手術で元に戻すことはできません。虫歯になった歯を元通りにしたり、視力を戻せないのと似ています。

ただし、眼鏡を使えば視力が悪くてもものをはっきりと見ることができるのと同じく、補整器具を使えば足の骨格構造を取り戻すことは可能です。それが治療用インソールです。**インソールを使って下から足アーチを正しい位置に補整し、本来の位置に立て直す**のです。

インソールは補整器具で、治療器具ではありませんから、インソールを使い続けていれば足アーチが復活するわけではありません。眼鏡を外せば見えなくなるのと同じです。

目が悪いのに見にくいのをガマンしたまま裸眼で生活するのは、非常に不便です。視力はますます落ち、頭痛や肩こりなど、ほかの不調も出てくるでしょう。

足アーチが崩れているのにインソールを使わないのは、目が悪いのに裸眼で過ごすようなものです。気づかないうちに進行して、次々に痛みや不具合が発生します。

インソールで足アーチを補整すれば、足のゆがみも解消していきます。タコやウオノメ、外反母趾、かかとの痛みなど、足の痛みやトラブルのほとんどが、インソールを使うことで解消します。インソールを使うことで足首が真っすぐになり、膝も正面を向きます。いい効果が上にどんどん派生していき、背筋もびっくりするほど伸びてきます。

◇足の専門医師がチーム医療として足のトラブルに対応

クリニックでは整形外科、形成外科、皮膚科、リウマチ科などさまざまな分野における足の専門医師が互いに情報を共有しながら日々診療を行っています。また、足の医療に特化した理学療法士、義肢装具士、看護師のサポートを受け、チーム医療としてあらゆる足のトラブルに対応できることを目指しています。そんな治療の柱のひとつとして処方しているのが、インソールなのです。

どんなインソールを選べばいいかなど、詳しくは第9章で解説します。まずは、たとえ足アーチが崩れたり、足や足首がゆがんだりしていても、解決法があると知っておいていただきたいのです。

第2章

足の痛みとウォーキング

インソール＋ストレッチ＋筋トレで歩ける足に
「歩くと痛い」を放置しない

健康のために歩こう！　ジョギングしよう！　と決意したものの、2〜3日歩いたり走ったりしたら足が痛い、股関節がカクカクする……なんて経験をした方も多いのではないでしょうか。いつもより長く歩いた結果、膝がパンパンに腫れたり、股関節に痛みが生じて、むしろこれまで以上に歩く機会が減ったという話もよく聞きます。

「足が痛いから安静にしていよう」

というのは、一見正しいように見えて大間違い。もちろん炎症を起こしている状態で無理は禁物ですが、**足の機能は使わなければどんどん退化**していきます。足を守るつもりが、衰えさせることになるのです。

大事なのは足が痛む原因を見つけ、それを適切に治療したりサポートしたりしながら、歩ける状態を維持することです。

1章でお話ししたように、足が痛む原因のほとんどは、足の骨格構造のゆがみにあります。そして、崩れてしまった足アーチは、インソールを使って下から正しい立体曲面まで押し上げ、補整してあげることが有効です。
ですから「ちょっと歩いたら足が痛い」という人は、歩くのをやめるのではなく、痛みが引いたら足に合ったインソールを使って歩くようにするとよいでしょう。

◇歩くには脚の関節がよく動き、筋肉がよく伸びること

歩くためには、足（くるぶしから下）の骨格構造だけでなく、脚（腰から下）の関節や筋肉が正しく機能することも大切です。そこで硬くなったり、衰えると歩行に悪影響を及ぼす筋肉はどこなのか、その筋肉をほぐしたり鍛えるためにはどんなストレッチや筋トレをすればいいのかを、2章ではお伝えしていきます。

ストレッチはお風呂上がりなど筋肉や関節が軟らかくなっているタイミングや、寝る前のリラックスした状態のときに行うのが理想です。入浴によって体が温まると、筋肉が緩みやすくなるだけでなく、自律神経の副交感神経が優位になりますから、無理なくストレッチができます。また、歩く前後のウォーミングアップ、クールダウンとして取り入れてもいいでしょう。

インソール＋ストレッチ＋軽い筋トレで、歩き続けられる足＆脚をつくっていきましょう。

アキレス腱が硬い人は歩くと疲れやすい

腓腹筋・ヒラメ筋をほぐしてアキレス腱を柔軟に

歩ける足のために必要なのが、アキレス腱の柔軟性です。そのことを説明するために、歩くときに足がどのように機能しているのか、詳しく見てみましょう。

足アーチはガッチリと組み合わさっていればよいというわけではなく、沈み込んで低くなったり、元の高さに戻ったりしながら歩行をサポートしています。

①踏み出した足はかかとから着地します。このあと足アーチが沈むことで、着地の衝撃を吸収します。

②足裏全面をかかとからつま先に向かってローリングしながら地面をとらえます。このとき、慣性力に乗りながら足首を軸に体を前に倒すことで、体がスムーズに前方へ進みます。

③最後に足アーチを元の高さへ戻して絞ったぞうきんのようにカッチリと固定させ、指の付け根で地面を蹴り出します。

このように柔軟性と剛性の繰り返しを左右交互に行いながら、体を前へと進めていくわけです。

足に負担をかけずに歩くためには、足アーチがバネの役割をして衝撃を吸収することが必要です。そして、**アキレス腱が柔軟であることも必須条件。というのも、②の動作で足首を軸に体を前に倒すとき、**

アキレス腱の柔軟性の大切さ

アキレス腱が軟らかいときの足の動き

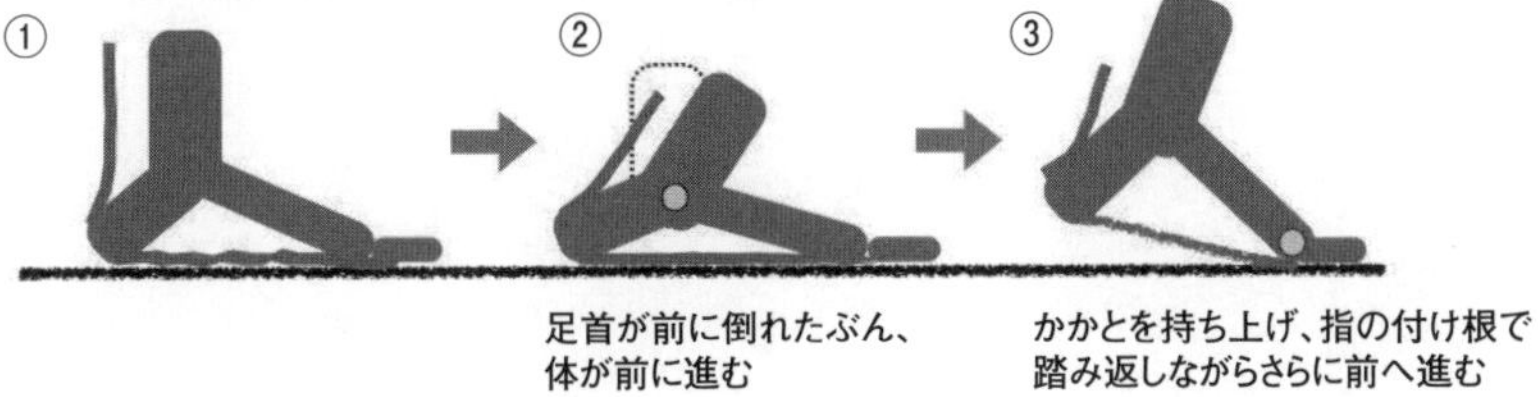
①
②
③
足首が前に倒れたぶん、体が前に進む
かかとを持ち上げ、指の付け根で踏み返しながらさらに前へ進む

アキレス腱が硬いときの足の動き

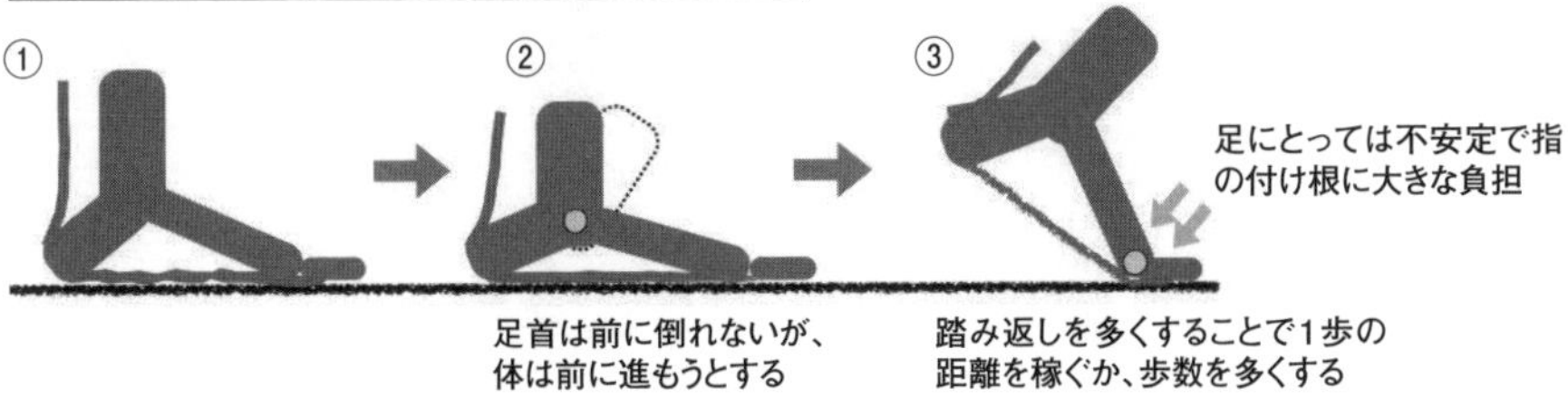
①
②
③
足にとっては不安定で指の付け根に大きな負担
足首は前に倒れないが、体は前に進もうとする
踏み返しを多くすることで1歩の距離を稼ぐか、歩数を多くする

アキレス腱が硬いと足首が十分に曲がらず、③で早くかかとが地面から上がってしまうからです。その結果、踏み返しの時間が長くなり、スムーズに足を蹴り出せません。足首やふくらはぎに余分な力がかかり、歩幅も小さくなります。

さらに、踏み返しの時間が長いことで指の付け根に大きな負担がかかり、痛みや骨格構造が変形する原因にもなります。

◇アキレス腱のストレッチで柔軟性を高める

立ちっぱなしでいたり、長距離を歩いたりすれば足が疲れるのは当たり前と思いがちですが、足アーチがしっかりと機能し、アキレス腱が柔軟であれば、ちょっとやそっとのことでは疲れません。

足アーチのゆがみが大きく、アキレス腱が硬いほど、歩くのに余計なエネルギーが必要なので、長い距離を歩けなかったり、走るのが苦手だったりします。例えるなら、足アーチが健康な人とそうでない人は、道路を歩いている人と、砂浜や沼地を歩かなくてはならない人ほどの差が生じるのです。

アキレス腱の柔軟性は、ストレッチを続けることで高めることができます。

ちなみに、アキレス腱は非常に硬い組織で、伸ばそうとして、伸びるものではありません。アキレス腱を柔らかく使うために伸ばしたいのは、ふくらはぎにある腓腹筋《ひふくきん》とヒラメ筋です。二つの筋肉を伸ばしたり鍛えたりすることで、アキレス腱を柔らかく使えるようになりましょう。

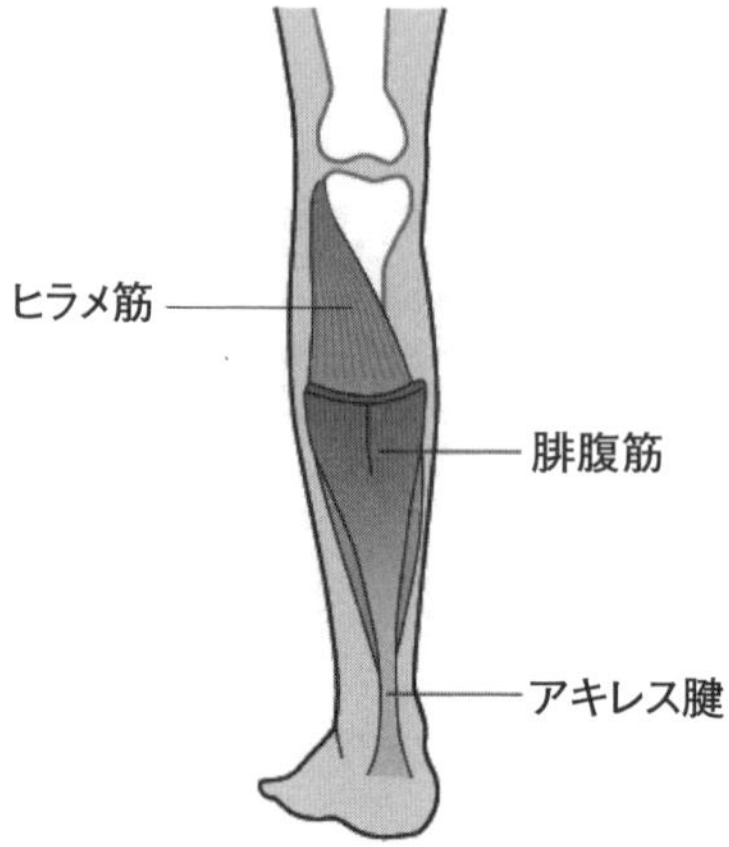
ヒラメ筋
腓腹筋
アキレス腱

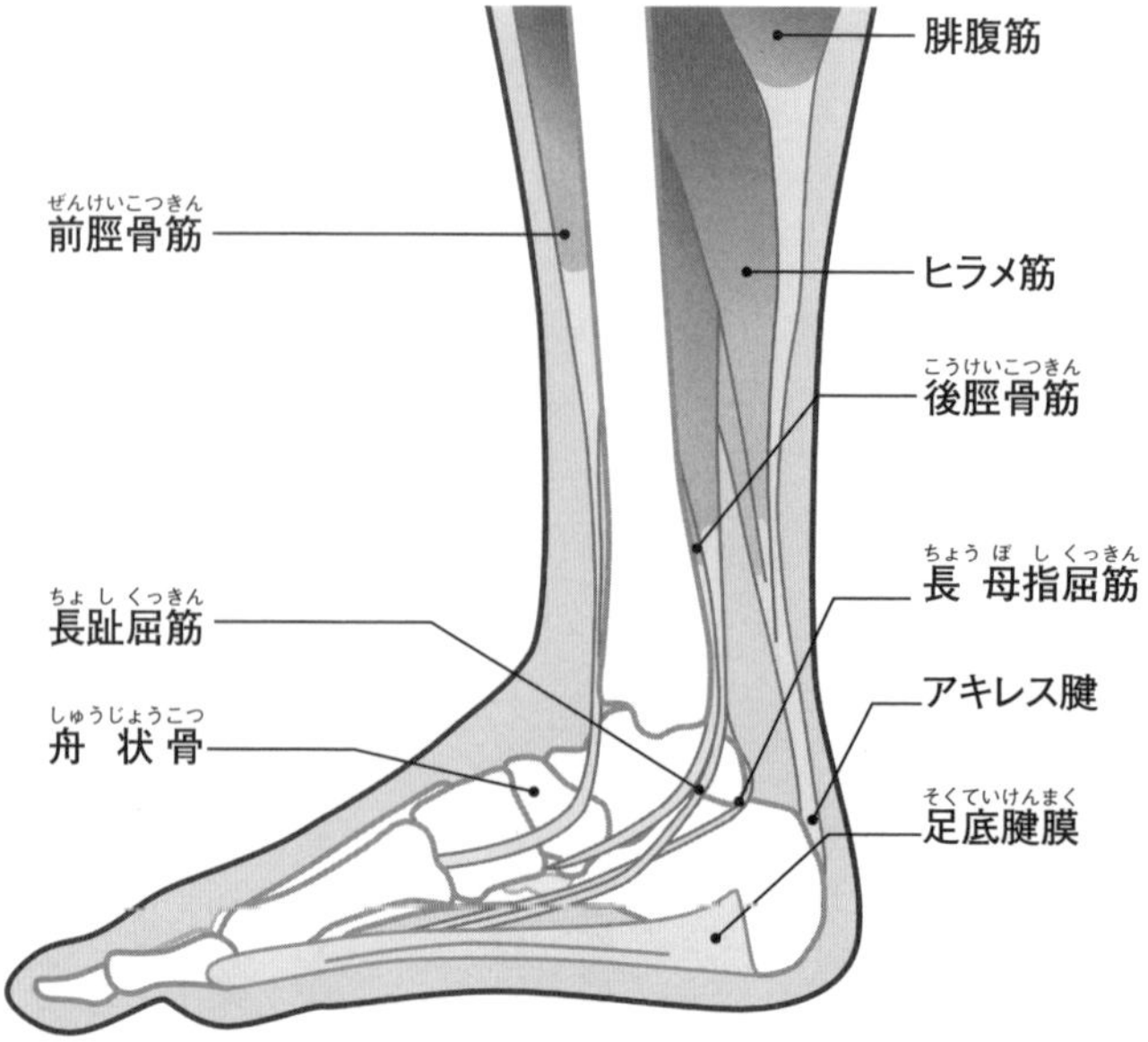
腓腹筋
前脛骨筋《ぜんけいこつきん》
ヒラメ筋
後脛骨筋《こうけいこつきん》
長母指屈筋《ちょうぼしくっきん》
長趾屈筋《ちょしくっきん》
アキレス腱
舟状骨《しゅうじょうこつ》
足底腱膜《そくていけんまく》

アキレス腱（腓腹筋）ストレッチ

よくハイヒールを履いている、少し歩くとすぐ疲れるという人は、アキレス腱が硬い可能性大。アキレス腱につながる腓腹筋を伸ばしましょう。

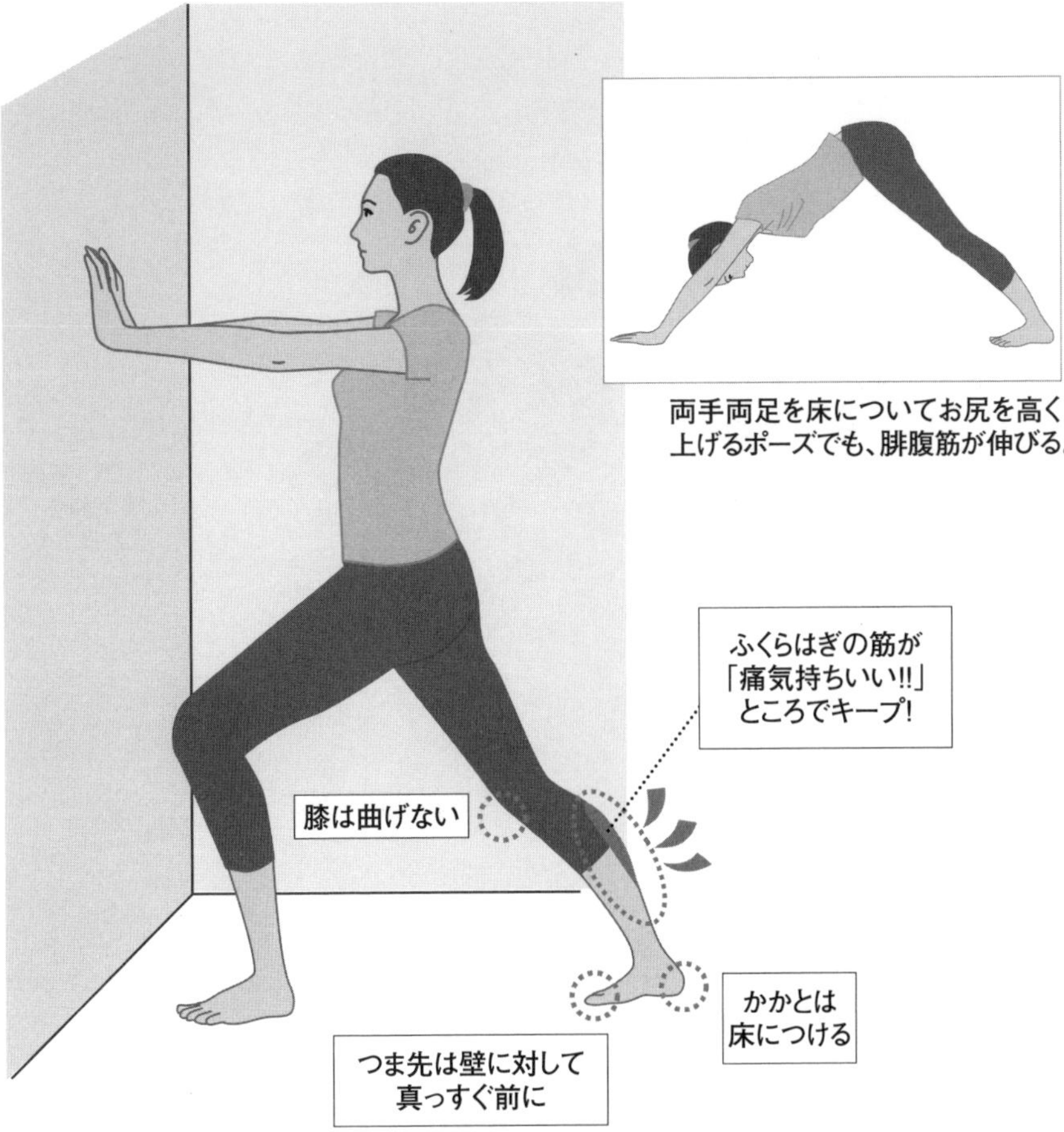
ふくらはぎの筋が
「痛気持ちいい!!」
ところでキープ!
膝は曲げない
かかとは
床につける
つま先は壁に対して
真っすぐ前に

両手両足を床についてお尻を高く上げるポーズでも、腓腹筋が伸びる。

やり方

①壁の前に立ち、腕を真っすぐ伸ばして壁に手をつく。

②片脚を１歩引き、前脚の膝をゆっくり曲げる。このとき、両足のつま先は壁に対して垂直に。かかとは床につけておくこと。

③アキレス腱の伸びを感じながら、反動をつけず１分キープ。反対側も同様に行う。

アキレス腱（ヒラメ筋）ストレッチ

ふくらはぎにあるもう一つの筋肉、ヒラメ筋は、立っているときに使う筋肉で、遅筋といわれる持久力を発揮する筋肉です。膝を曲げることで、伸びやすくなります。

この筋肉が
「痛気持ちいい!!」
ところでキープ!
つま先は壁に対して
真っすぐ前に
かかとは
床につける

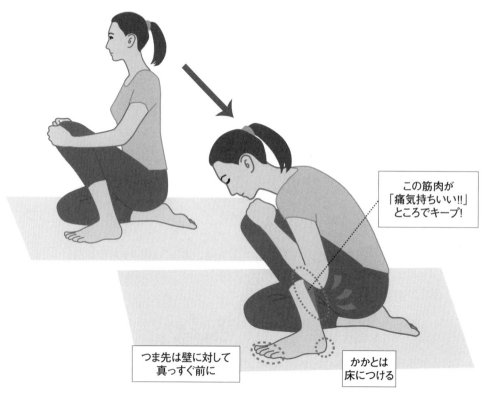

やり方

①正座から片膝を立てる。

②立てた膝を両手で抱え込み、ゆっくりと体重をかけながら体を前に倒す。

③ふくらはぎが気持ちよく伸びているのを感じながら1分キープ。呼吸は止めないこと。反対脚も同様に行う。

アキレス腱（腓腹筋）トレーニング

膝を伸ばしたままかかとを上げ下ろしすると、腓腹筋を刺激できます。フラつきが心配な人は壁や椅子の背に手をつくなど、体を支えながら行いましょう。

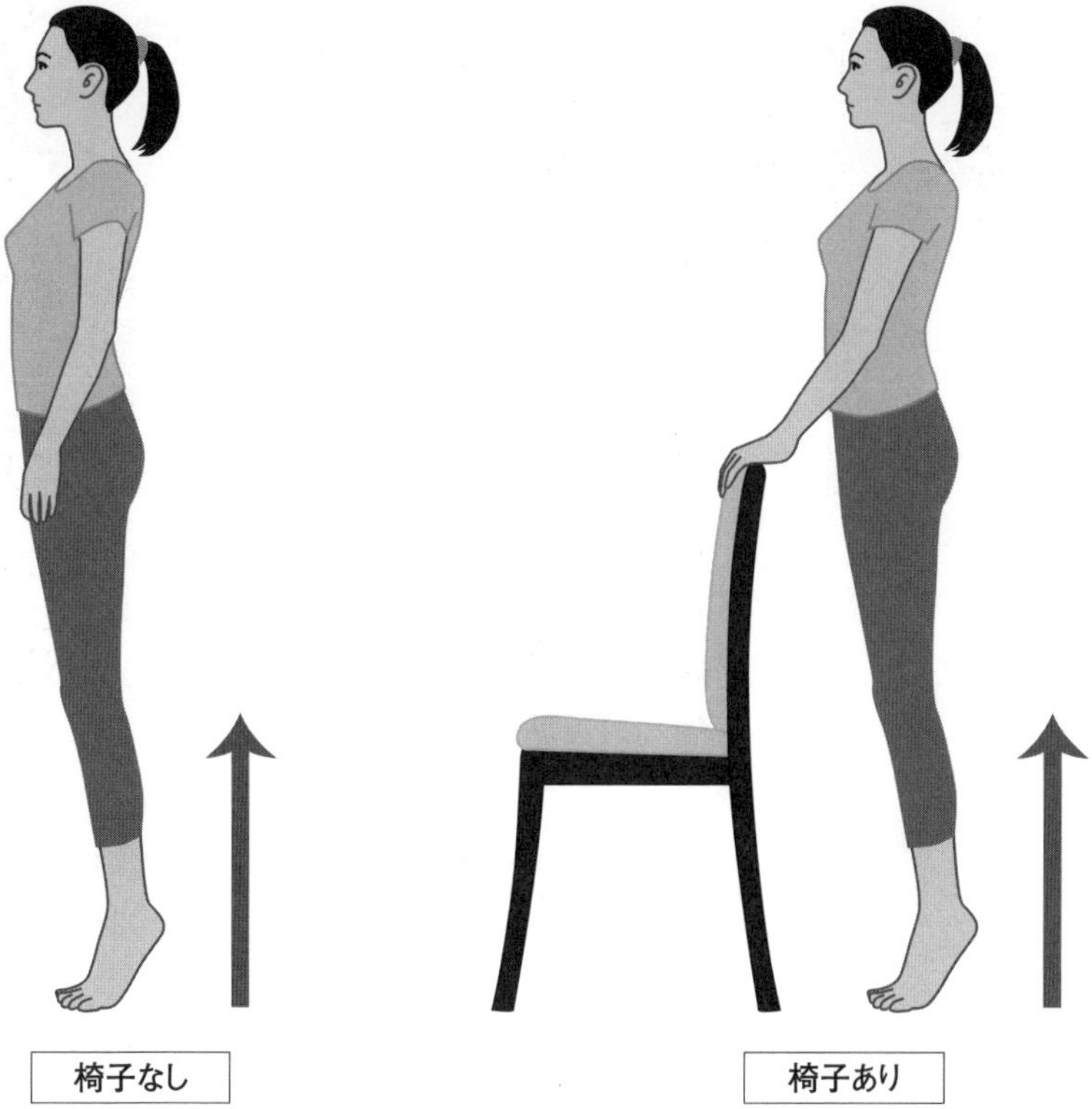

やり方

①足を肩幅程度に開いて立つ。つま先、膝ともに正面に向けること。

②膝を伸ばしたまま真上に伸びていくイメージでかかとを上げて、下ろす。これを20回繰り返す。

正しく歩くには股関節をほぐしておく

股関節のストレッチで大股歩きができる脚を取り戻す

足アーチが崩れて足や足首がゆがむと、すぐ上にある膝、さらに脚の付け根である股関節も連動してゆがみ、スムーズな動作ができなくなります。

すると歩幅が狭くなり、お尻が出っ張って反り腰になり、つま先加重のまま歩くクセがついてしまいます。また、股関節の動きが足りない分を膝や足首で補うことになり、足の骨格構造のゆがみが増長します。

股関節と足は切っても切り離せない関係。**足の骨格構造がゆがめば股関節もゆがむし、股関節のゆがみが足のゆがみを引き起こす**のです。

度を越えた扁平足の人は、股関節が内側に回旋して、ＸＯ脚になっている可能性が高いでしょう。股関節のゆがみが悪化して関節が動かなくなれば、将来人工関節に換えないと歩けない恐れもあります。

股関節を外向きにひねって緩めるストレッチで、股関節の柔軟性をキープしましょう。

股関節外向きひねりストレッチ

股関節を大きく開いて伸ばすことで、内側に回旋するゆがみを調整します。X O脚の人や、股関節が開きにくくてあぐらをかけない人には特におすすめです。

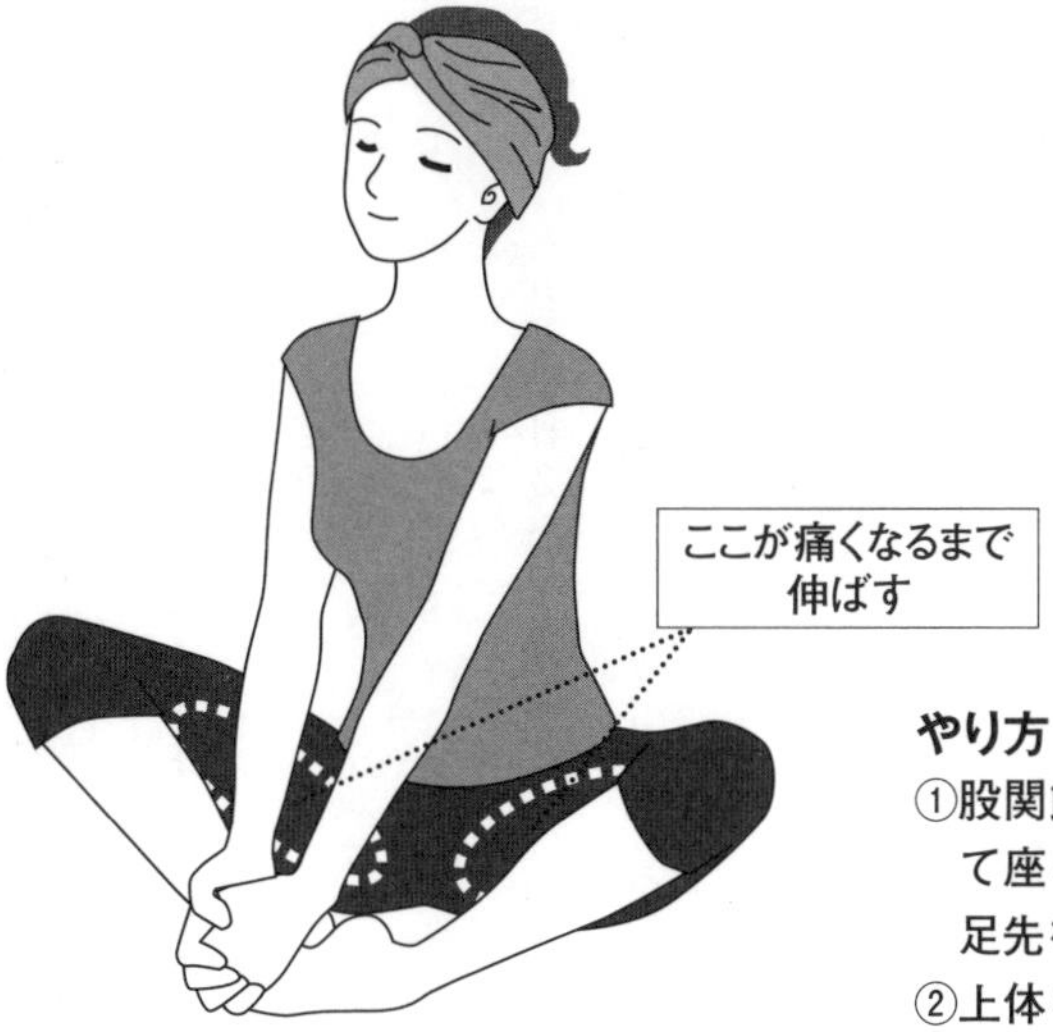
ここが痛くなるまで
伸ばす

やり方

①股関節を大きく広げ、膝を曲げて座る。左右の足裏を合わせて、足先を両手でつかむ。

②上体を股関節から折り曲げて前に倒す。このとき背中を丸めずに伸ばすこと。また膝が床から浮かないよう、肘で太ももやふくらはぎを押さえるのがコツ。内ももの伸びを感じながら1分キープする。

背中が丸まらない
ようにする
ここが痛くなるまで
伸ばす

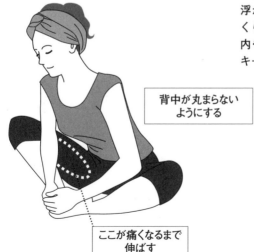

足裏を鍛えて片足立ちできる力をキープする

片足バランスがとれないと二足歩行できない！

歩く動きの中で、片足立ちになるタイミングがあります。二足歩行の基本は片足バランスです。

20ページのテスト【足の健康チェックポイント】で**「はだしで片足立ちすると体がフラフラする」**、**「大股でゆっくり歩くのが苦手」の項目にチェックがついた人は要注意。いずれも、片方の足で体を支える力が不足しているサインです。**

いつまでも自分の足で歩いて活動的に過ごすために、片足で立つ力はぜひキープしましょう。そのためにぜひ実践してほしいのが、足裏の筋トレです。

足には「足底腱膜」のほか、ふくらはぎから伸びてアーチの沈み込みを防ぐ「後脛骨筋」、親指を動かす「長母指屈筋」、人さし指から小指までを動かす「長趾屈筋」など、さまざまな筋肉があります。

足指を動かす簡単な筋トレで、これらの筋肉を刺激することができます。座ったまま、いつでもどこでもできるので、日々の習慣にしてください。

足裏の筋トレ

足裏を触ってみて、ふわふわと軟らかい場合は、明らかに筋力不足です。
足裏の筋肉を鍛えましょう。

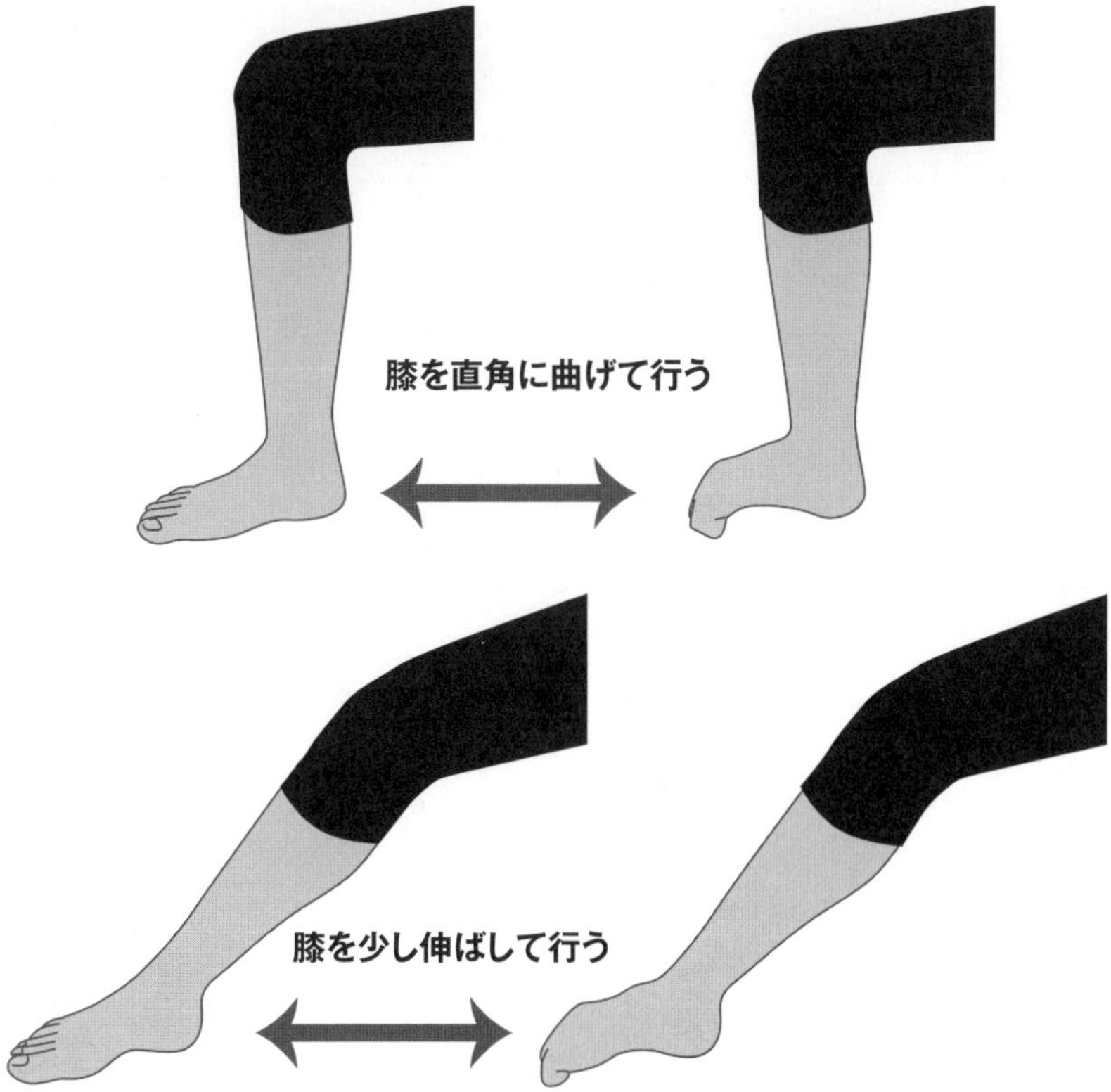

やり方

①椅子に座り両足の指をしっかりと曲げてグーを作る。そのまま5秒キープ。これを10回繰り返す。

②続いて足を床につけたまま前に伸ばし、①と同様に両足の指をしっかり曲げてグーを作り5秒キープ。これを10回繰り返す。①、②を2〜3セット行う。

体幹と下半身を鍛えて健康に歩ける筋力をつける

スクワットで腸腰筋、大殿筋、中殿筋、大腿四頭筋、ハムストリングスを鍛える

一生自分の足で歩くために必須なのが、体幹と下半身の筋肉を衰えさせないこと。具体的には、体幹のインナーマッスルである腸腰筋、お尻の大殿筋と中殿筋、太ももの大腿四頭筋、太もも裏側のハムストリングスを維持することです。なぜなら、加齢により足の骨格構造にゆがみが生じたとしても、体幹や太ももの筋力があれば、そのゆがみをカバーできるからです。また、**老年期においては、体幹や太ももの筋力を保ちながら足の機能を維持することが、健康寿命を延ばすことに直結します。**老年期に差しかかってから筋力をアップさせることも可能ですが、トレーニングをしても現状維持が精いっぱいという人も多く見受けられます。若いうちからに筋肉貯金をしておき、キープすることを心がけましょう。

これらの筋肉を鍛えることで、歩いても疲れにくくなるというメリットもあります。体幹、お尻、太ももがしっかりしていれば、骨盤を前後に動かして歩きやすくなります。骨盤の動きで距離を稼ぐことができるので、足だけで歩くのに比べて、足の負担を軽減することができるのです。

体幹、お尻、太ももの筋肉をまとめて鍛えられるおすすめのトレーニングはスクワットです。一生自分の足で歩ける体&たくさん歩いても疲れない体づくりのために、ぜひトライしてください。

体幹・お尻・太ももを鍛えるスクワット

体幹、お尻、太ももという、歩行に大切な筋肉をまとめて鍛えることができます。膝が前に出るとお尻や太ももへの効果が激減するので、お尻をしっかり引きましょう。

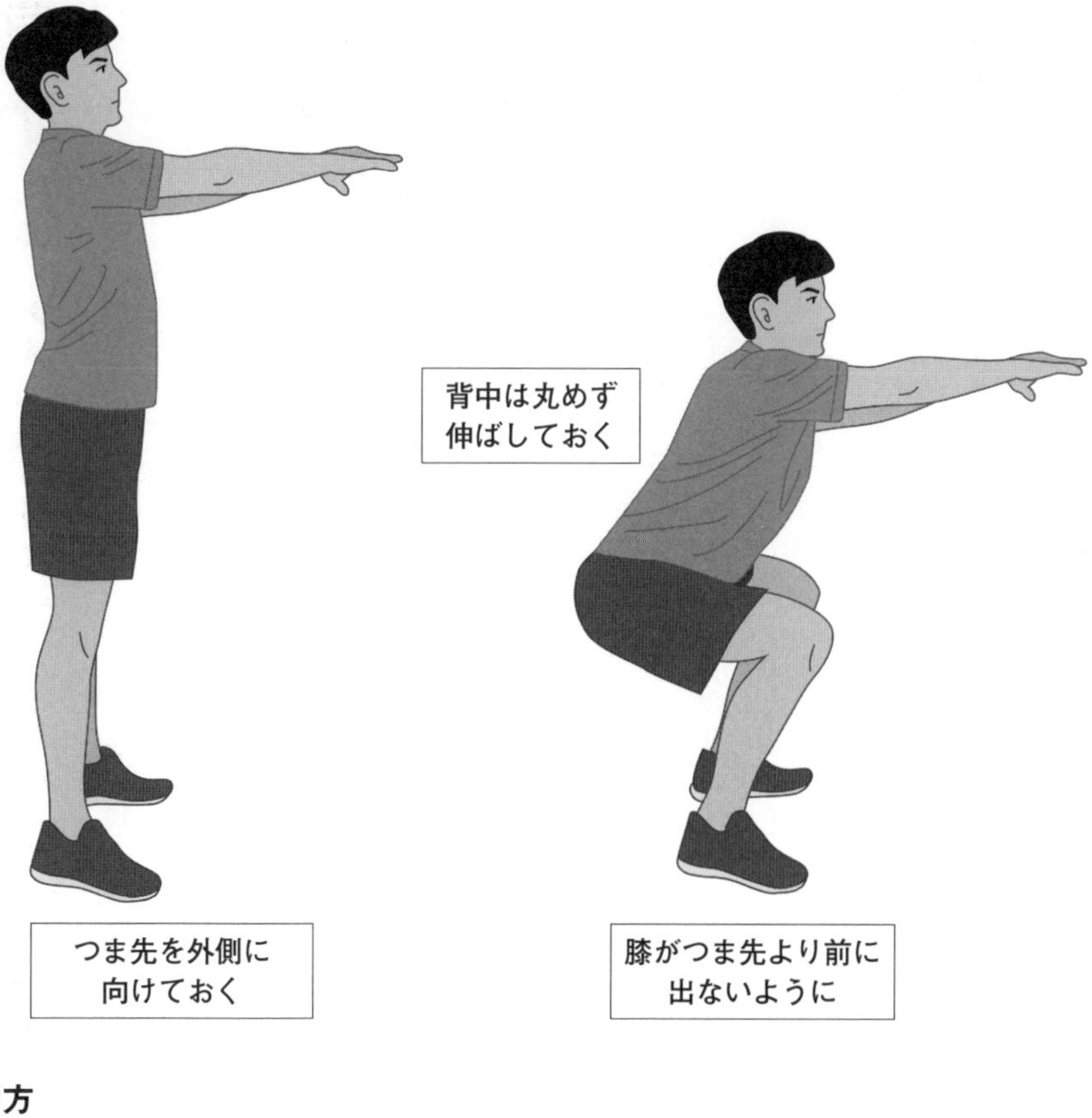
背中は丸めず
伸ばしておく
つま先を外側に
向けておく
膝がつま先より前に
出ないように

やり方

①足を肩幅に広げて立つ。腕は胸の前で床と水平に伸ばしておく。

②膝を曲げてしゃがむ。このとき、膝がつま先より前に出ないよう注意。お尻をしっかりと引きながら、太ももが地面と平行になるまでしゃがむこと。

③膝を伸ばし立ち上がる。15回1セットで30秒休憩をはさみ、3セット行う。

足を痛めないウォーキングのコツ

ウォーキングは量より質を重視

これまでの運動不足を解消しようと、慣れないジョギングやウォーキングを張りきると、足を痛めやすい傾向があります。特にいきなりのジョギングは、ゆっくりマイペースで走っても足にとっては大きな負担がかかります。最初のうちは問題なく走れていても、走る時間や距離を一気に伸ばすことで、かかとや膝が痛むケースも多く見受けられます。

足首が不安定な扁平足や甲高の人であれば、土台が傾いた状態で全体重をかけることになるので、くるぶしも痛みやすくなります。

まずはウォーキングから始めましょう。そして扁平足や甲高の人（日本人の約9割ですから、ほとんどの人といえます）は、インソールを使うことをおすすめします。

【足を痛めずに歩くための注意点】

●歩く前にウォーミングアップのストレッチをする

アキレス腱や腸腰筋など、歩行に使う筋肉をほぐし、関節の可動域を広げておくことで、スムーズに歩くことができ、けがの予防にもつながります。下図のストレッチを、歩く前に行いましょう。

●足に合った靴をきちんと履き、インソールを使う

靴の中で足が動くような状態であれば、足の一部に負荷がかかりトラブルを誘発します。後述する正しい靴の選び方、履き方を参照に（176〜184ページ）、自分の足に合うスニーカーやウォーキングシューズを選びましょう。靴を履きかかとをトントンと地面に軽くたたき、靴ひもをしっかり結ぶことがコツです。足の健康を守りながら歩くために、インソールもぜひ活用を。

腸腰筋ストレッチ

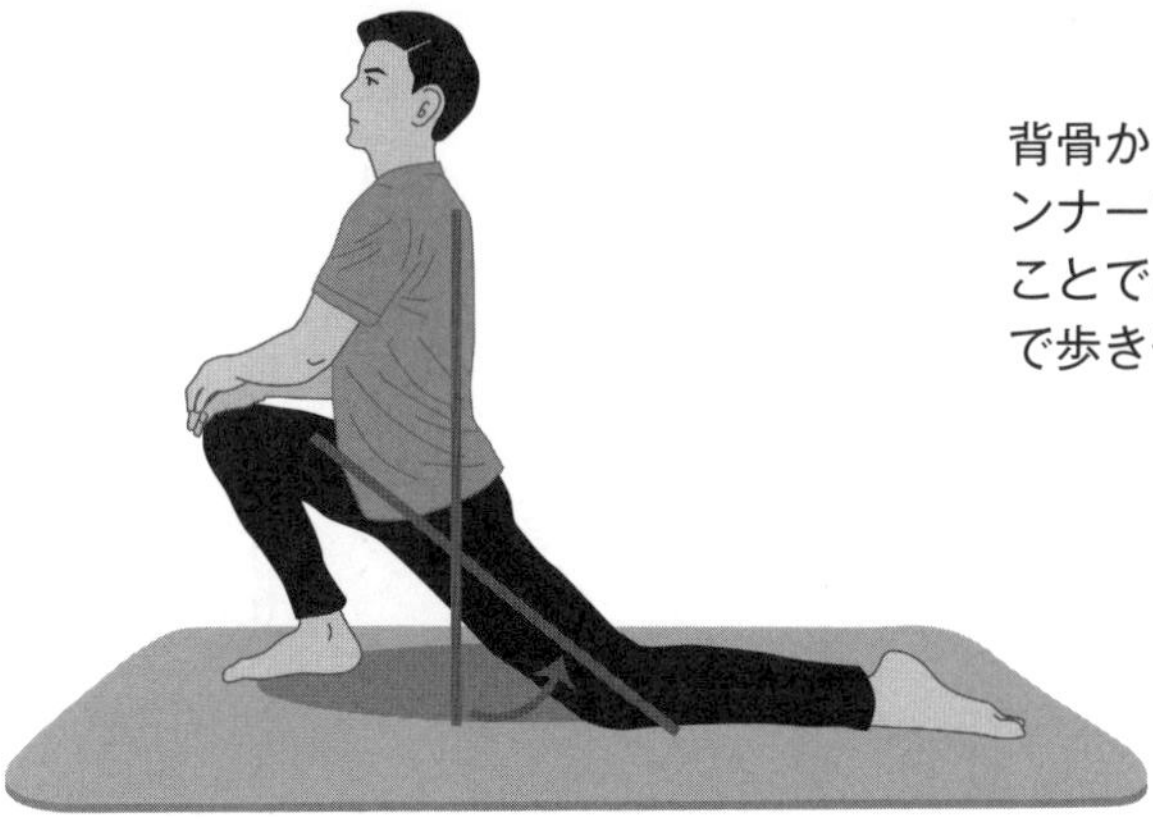

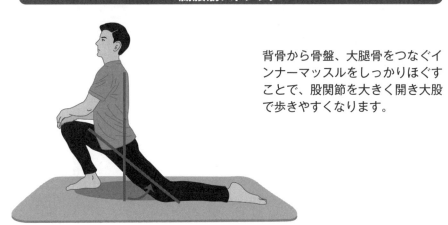

背骨から骨盤、大腿骨をつなぐインナーマッスルをしっかりほぐすことで、股関節を大きく開き大股で歩きやすくなります。

やり方

①膝立ちから片足を前に、反対脚を後ろに伸ばす。
②骨盤を真っすぐに立てたまま、前足に重心をかけていく。後ろ脚の股関節が伸びるのを感じながら45秒から1分キープしたら、反対も同様に。2〜3セットを目安に行う。
※膝を痛めないようマットを敷くこと。

●無理をせず、やりすぎない

健康を維持するために必要な歩数は、1日8000歩といわれています。歩けば歩くほど健康になるわけではありません。やりすぎて足を痛めるのを避けるために、まずは2000〜3000歩から始めて、距離を伸ばしていきましょう。「毎日歩かなくちゃ」「1日30分必ず歩く」など、ノルマを課すのはNG。疲れた日は休み、無理せず続けていきましょう。

●ウォーキング中に痛みが出たら

ウォーキング中に痛みが出たら、そこから先は無理をせず、帰ってから患部を10分ほど冷やすこと。それでも痛みが引かないようであれば、すみやかに医療機関を受診します。

●足に負担のないルートを選ぶ

石がゴロゴロ転がっているような道や、砂利道、道路が斜めになっているような道を歩き続けると、足のゆがみが悪化します。できるだけ平らな道を選びましょう。

●正しい姿勢で歩く

頭はボウリングのボールくらいの重さがあるので、下を向いて歩くと、重力に引っ張られて猫背になってしまいます。頭は真っすぐ、顎は軽く引いて首の後ろの頸椎《けいつい》を真っすぐ立てます。視線は4〜5メートル先を見るイメージで前を見ましょう。胸は広げ、お腹を引き締めるようにすると、前に倒れた骨盤が自然と起きてきます。

●大股でゆっくり歩く

股関節を大きく動かして歩くことで、腕も大きく振ることができ、運動効果が高まります。無理に大股で歩くのではなく、ストレッチで股関節の可動域を広げ、自然と歩幅が大きくなるのが理想です。脚だけで歩こうとせずに、全身を使って歩くのもコツ。骨盤を前後に動かし、それに脚がついてくるイメージを持ちましょう。脚がみぞおちから生えていると意識して歩くと、ウエストがひねられて腹斜筋のトレーニングにもなります。お腹まわりが引き締まり、ウエストがくびれてきます。

●重心の位置

足に負担のかからない歩行において大切なことは重心の位置です。もちろん重心は常に真ん中であることが正解ですが、それを無意識のうちに実践できている人は少ないと思います。

重心が真ん中にあることの重要性は、歩行時のエネルギーロスを最小限にとどめ、脚の前後の角度を大きくすることができるという点にあります。

歩行中の重心の位置は空間上で上下左右前後に動きますが、そのブレを最小限にすることができれば筋力を余計に使ったり、関節に必要以上の負担をかけなくてすみます。でもそんなことを考えながら歩くことはできませんので、実際には関節の可動範囲と必要な筋肉量の維持ということになります。

また通常の歩行において脚は、最大30度まで前方へ振り出し、蹴り出しのときには10度後方へと引っぱります。これは重心位置が中心にあることで大きくスムーズに行えるのですが、前重心になると脚を前方へ振り出しにくくなるとともに、早い段階でつま先側への荷重がかかってしまいます。例えば骨盤が5度前に傾けば、最大25度までしか振り出せないことになりますので、脚が振り出しにくく歩幅が小さくなり、踏み返し時間も長くなることで、指の付け根が痛くなったり、足の裏、かかと、アキレス腱にも負担がかかってしまいます。

ですので、重心は真ん中において、お尻が後方に引けないように注意し、最大可動範囲まで活用して歩くように心がけてみてください。ただし太もも前の筋肉の柔軟性がないと、10度後ろまで動きませんので、53ページのストレッチも忘れずに。

●骨盤は水平に

重心を真ん中にするためには骨盤が水平である必要があります。猫背では骨盤が前に倒れてしまい重心が前になってしまうので、胸をしっかりと張ることが大切です。イメージがつかみにくい人は両手を頭の後ろで組んだまま歩いてみてください。このとき首が前に押されては、やはり猫背になってしまうので、手の力に負けないようあごを引き首に力を入れつつ前を見て、両側の肩甲骨を背中で近づけるように脇も広げます。腰は反りすぎないように注意してください。そのまま歩いてもよいのですが周囲の目線が気になるので、イメージがつかめれば、姿勢を保ちつつ腕だけ下ろしてください。

扁平足の人の場合、崩れた足アーチの影響で股関節には内向きの力がかかり、それに連動して骨盤は前に倒れようとします。そのような場合はインソールを活用してみましょう。

正しい姿勢で歩いているのに、ふくらはぎや、太ももの裏が痛くなってしまう人は柔軟性がないのでストレッチも追加しましょう。

股関節を外側に広げてガニ股で歩く人は骨盤が水平で重心も真ん中なのですが、ガニ股歩きは膝や親指の付け根に過度な負担がかかるのでおすすめできません。ヒール靴を履くことでも骨盤は同じ状態となりますが、こちらも足への負担が増えてしまいます。

●ランニング

いろいろなランニングフォームがあると思いますが、足に負担をかけないようにするには、骨盤を水平に保ちつつ重心は真ん中で、さらにそれを上に高くもっていくようなイメージで走るとよいでしょう。そのためには腕を前にではなく後ろへ引っ張り上げるようにすると、よい状態が維持できます。疲れてくるとどうしても、前傾姿勢になりがちですが、それでは足への負担が増えてしまいます。無理はせず休憩やウォーキングを入れ、少しずつ距離を伸ばすようにしてください。

また、ランニングだけを続けている人は内転筋群という、太ももの内側の筋肉が硬くなってしまいます。ここが硬くなると腸腰筋への負担が増え、脚を前に出す動きに制限が出てしまい、無理をすることで炎症が起きて歩行動作すら大変になってしまいます。心当たりがある人は内転筋群のストレッチを取り入れてみてください。

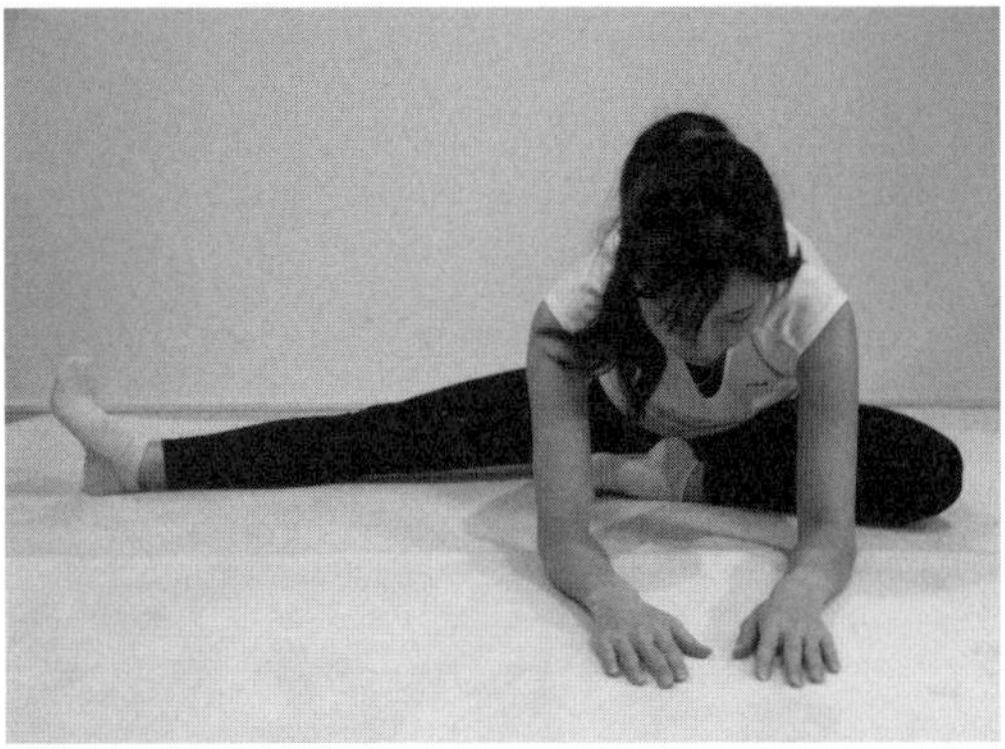

開脚して片膝を曲げ、背筋を伸ばしたまま体を前へ倒す。伸ばした脚側の内転筋がストレッチできる。

効率良く歩くためには

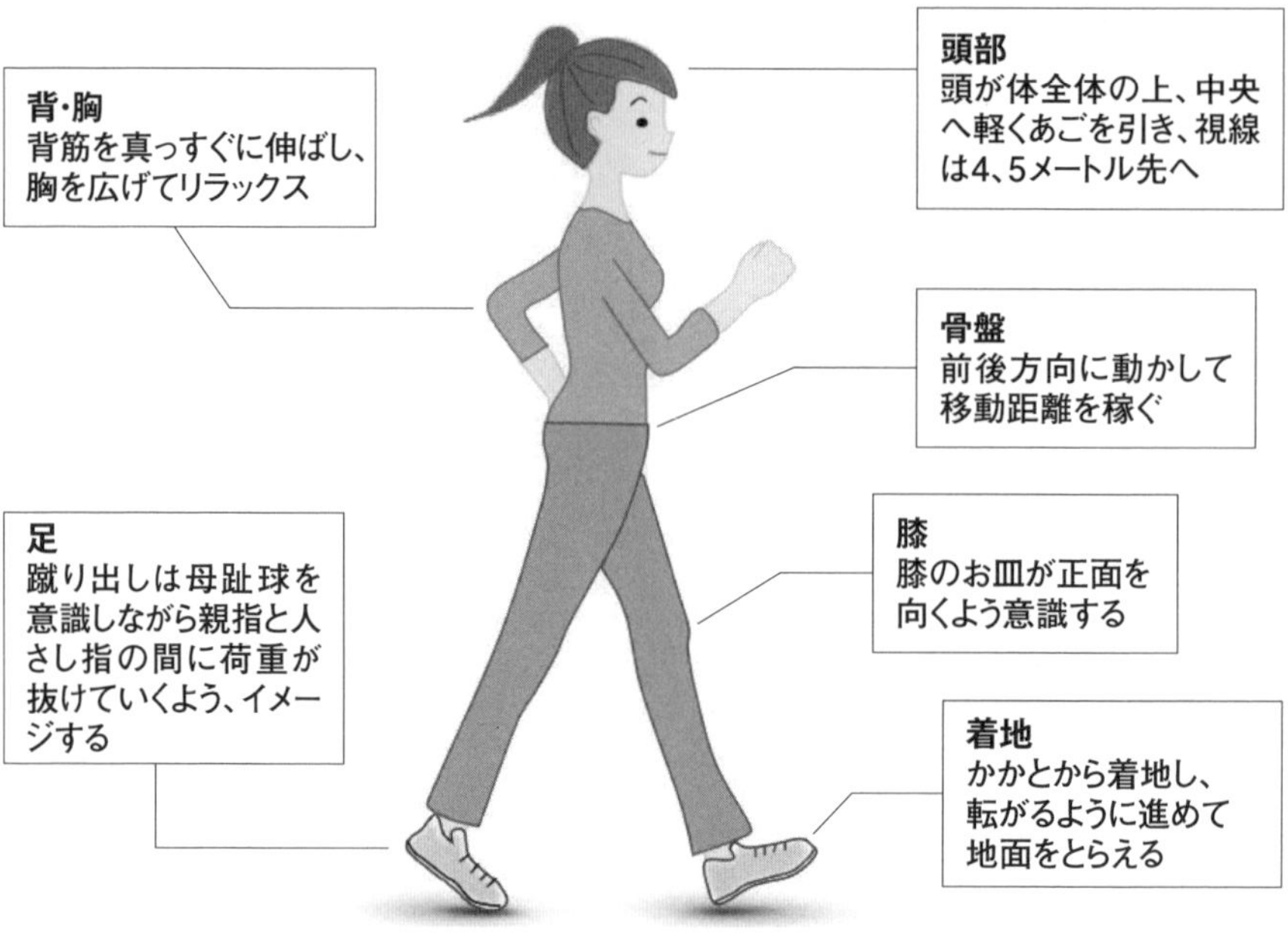
頭部
頭が体全体の上、中央へ軽くあごを引き、視線は4、5メートル先へ
背・胸
背筋を真っすぐに伸ばし、胸を広げてリラックス
骨盤
前後方向に動かして移動距離を稼ぐ
足
蹴り出しは母趾球を意識しながら親指と人さし指の間に荷重が抜けていくよう、イメージする
膝
膝のお皿が正面を向くよう意識する
着地
かかとから着地し、転がるように進めて地面をとらえる

骨盤を前後に動かす

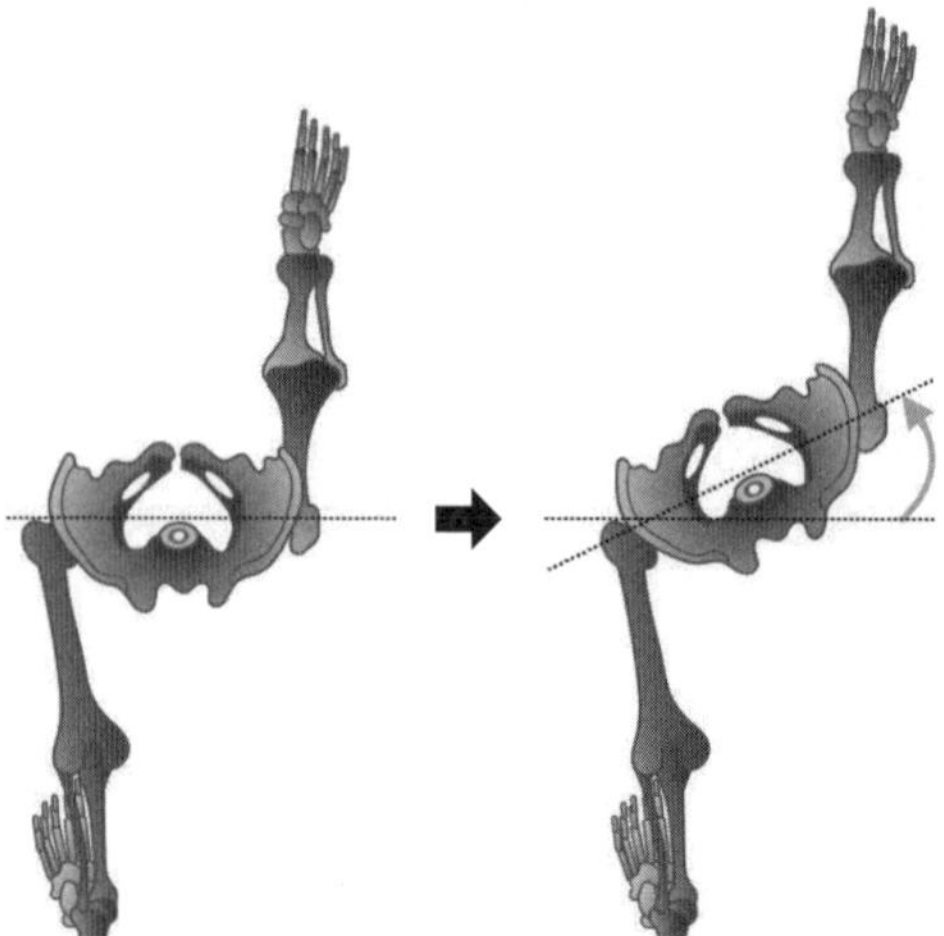

腰から前に進んでいくイメージで歩きます。腰を前に出し、それに脚がついてくると意識。競歩の選手のような歩き方をイメージしましょう。

第3章

関節の痛み・変形を解消する

外反母趾はハイヒールのせいじゃない

遺伝で受けついだ足の形・足の負担・加齢により発症する

足の親指の付け根が飛び出し、親指が「く」の字に曲がる外反母趾。女性の5人に1人といわれる身近な足トラブルで、クリニックを受診する女性患者さんの、受診理由第一位です。患者さんは口をそろえて「昔、ハイヒールをよく履いていたから」とおっしゃいますが、実は外反母趾になる原因は、ハイヒールではありません。ハイヒールを一度も履いたことがない子どもでも、外反母趾になる人はいます。

では何が原因か。

主たるものは遺伝です。顔であれば目はお母さん似、鼻や口まわりはお父さん似などありますが、足の形は両親の足の掛け合わせではなく、どちらかの足、あるいは近親者の誰かの足の形をそのまま受け継ぐ傾向があります。外反母趾が痛むからと親子そろって受診された方の足のレントゲンを比べてみると、一つ一つのパーツの特徴がとてもよく似ていて、見事に同じ足をしていることもあるほどです。

その場合、関節構造やじん帯の緩さなど、外反母趾になりやすい構造の特徴も遺伝します。

外反母趾を放置して治ることはありません。次第に進行していきます。ただし、進行具合には個人差があり、痛みをまったく感じず、トラブルにならない人もいます。

足の構造は親から子へ

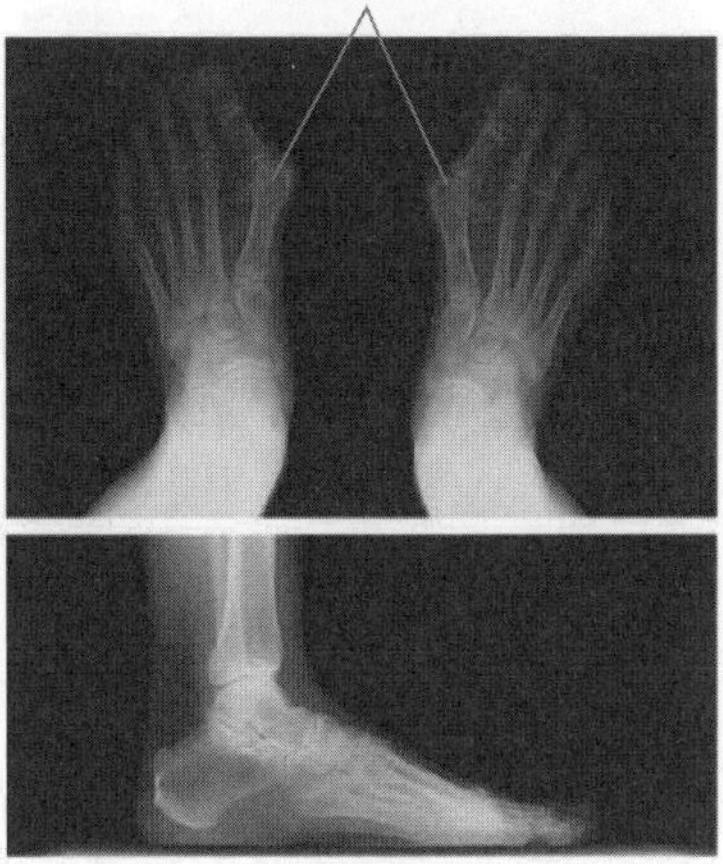

娘の足

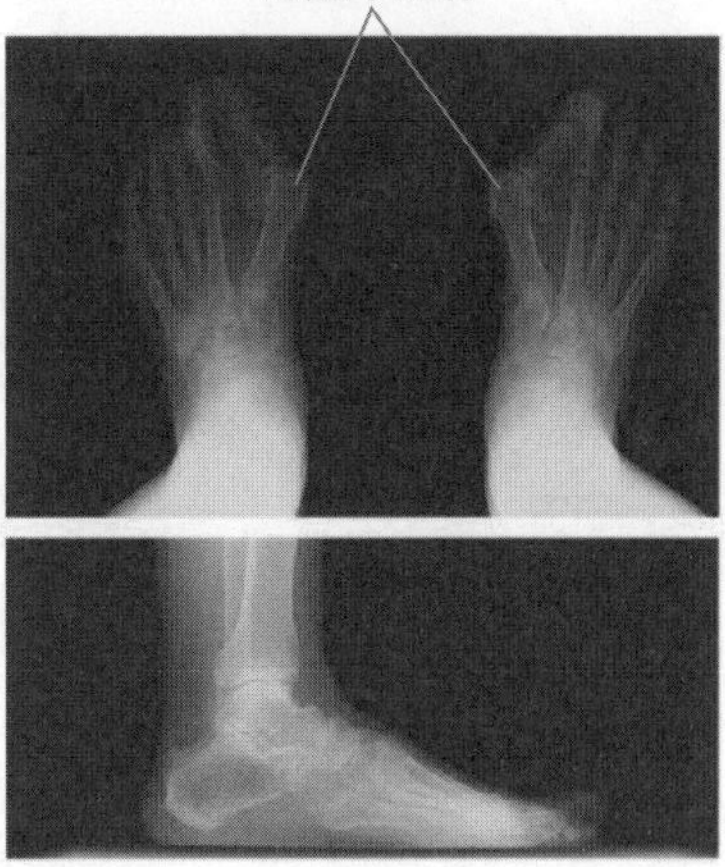

母の足

◇悪化させるのも遅らせるのも生活習慣

進行の要因となるのは、日ごろの生活習慣です。足に合わないきついハイヒールを履いている、一日中立ち仕事をしている、毎日ジョギングをしているなど、足の負担が大きければ、悪化の進度は速くなります。

また、年齢を重ねて筋力が落ちたりじん帯が緩んだり、関節が固くなったりすれば、外反母趾のゆがみを体の他の部分で補整できなくなり、変形が進行したり、痛みとなって表れてきます。

遺伝、生活習慣、加齢。この3つのうち、自分で工夫できるのは生活習慣だけです。足に合う靴を選ぶ、インソールを使って足アーチの崩れを補整するなど足の健康を気づかうことで、外反母趾になりやすい足でも、痛み知らずで過ごしたり、悪化を遅らせることが可能なのです。

外反母趾になるメカニズム

足のアーチが横回転しながら崩れ、親指の付け根にねじれの力がかかる

親指の先が人さし指側を向いてしまう外反母趾。「母趾」という言葉から親指にスポットが当たりますが、親指の変形はトラブルの結果であり、本質をとらえてはいません。外反母趾の問題は、親指が外側に曲がるのではなく、足アーチを構成している大黒柱である「母《ぼ》趾《し》中足骨《ちゅうそくこつ》」（親指の手前の骨）が、内側に飛び出してくること。「親指が外側に曲がるのでは？」と思われた人がいるかもしれませんが、起きている事象から病名をつけるのであれば「内反母趾中足骨」、もしくは「崩れた足のアーチ内側せり出し」となります。

外反母趾の原因の多くは、外反母趾になりやすい骨格構造の遺伝であり、靴などの他の要因はこれを後押しするにすぎません。そのため程度の差はありますが、外反母趾になり得る骨格構造の足はどれだけ気をつけても進行し、なり得ない骨格構造の足は何をしても変形には至らないのです。外反母趾の方は自身の親族も同じ悩みを抱えていることが多く、これらを経験的に理解しています。女性のほうが圧倒的に多いのは、遺伝的素因に加えて関節構造の緩さ（柔らかさ）が関係しているためです。

「外反母趾なので、将来歩けなくならないか心配」という相談をよく受けます。しかし、外反母趾を抱

えたまま80歳を超え、スタスタ歩いたり、スポーツやダンスを楽しんでいる方も大勢いますから、外反母趾と歩行障害は結びつきません。重要なポイントは、**足に弱点があったとしても足以外で機能を補えば、足への直接的なダメージを避けられるということ。**体幹やお尻をはじめとした筋力、足首や股関節の柔軟性を身につけ、維持していくことが、健康寿命の向上につながります。

◇なぜ足アーチが崩れると内側にせり出すのか？

初期の外反母趾は、踏み返すたびに親指の付け根に関節痛を生じますが、外観的な変化には乏しいた

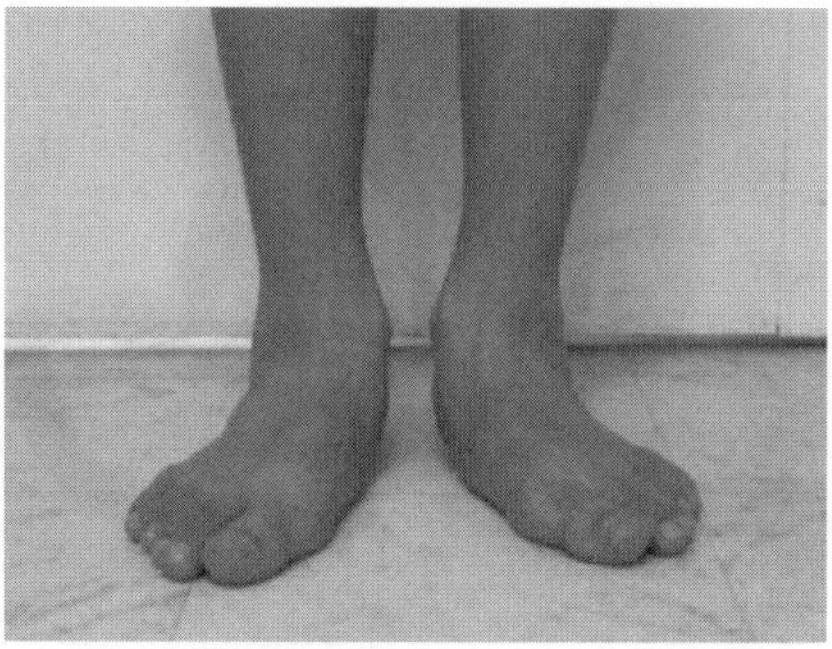

足首が内側にねじれながら、足アーチがつぶれる扁平足。親指の付け根に強いねじれの力がかかる。

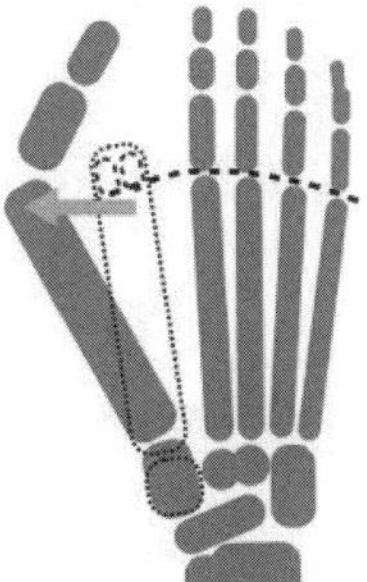

ねじれの圧による痛みを逃がそうと、親指の付け根が内側へ張り出す。骨組みが柔らかく、親指が長いと変形が進みやすい。

め医療機関を受診しても積極的な治療は行われません。進行して関節が脱臼してしまうことで変形は一気に進みますが、脱臼することでむしろ痛みはなくなることから、この段階でもやはり経過を見ましょうということになります。

とはいえ、たとえ初期の外反母趾でも、手術のときに関節の中を覗いてみると、親指の軟骨がすり減って骨と骨がゴリゴリこすれている様子がよく分かります。見た目は深刻ではなくても、相当痛みを感じるはずです。

なぜ外反母趾が起こるのかを詳しく説明しましょう。

まず①**足のアーチ構造が崩れる**とき、上は崩れても三角アーチの底辺の部分（足底腱膜）は伸びません。そのため足底腱膜がつっぱる負荷が、②**親指の付け根の関節**にかかります。初期であれば関節内の圧力が上がりときどき痛む程度ですが、無理な踏み返し動作を繰り返すことで軟骨どうしがこすれてすり減り、炎症を引き起こします。

進行すると今度は土踏まずが内側に倒れ込むように③**アーチ構造全体が横回転**しながら崩れます。結果として親指の付け根の関節には、関節技をかけられるような④**ねじれの力**が加わります。このとき関節構造が柔らかい足だと、ねじれの力に耐えきれなくなり⑤**母趾中足骨が内側にずれ**て脱臼します。

脱臼することで痛みはなくなりますが、今まで母趾で受け止めていた荷重がそのまま隣の⑥**人さし指の付け根**に集中してしまい、今度はここに強い痛みを感じるようになります。

進行を抑えるには、靴の中にインソールを入れて、下からアーチ構造全体を支えるのが最適です。さらに母趾中足骨が内側にずれないよう、靴や靴下、サポーターなどで補強する必要があります。

ちなみに、足アーチが崩れる際、小指と薬指の間が離れるようにつぶれる人もいます。「内反小趾」といい、この場合は小指の付け根が外側に張り出して、小指の先が薬指側を向くように「く」の字に曲がっていきます。小指の外にタコができやすい人は、注意が必要です。

外反母趾は「崩れたアーチ内側せり出し」①

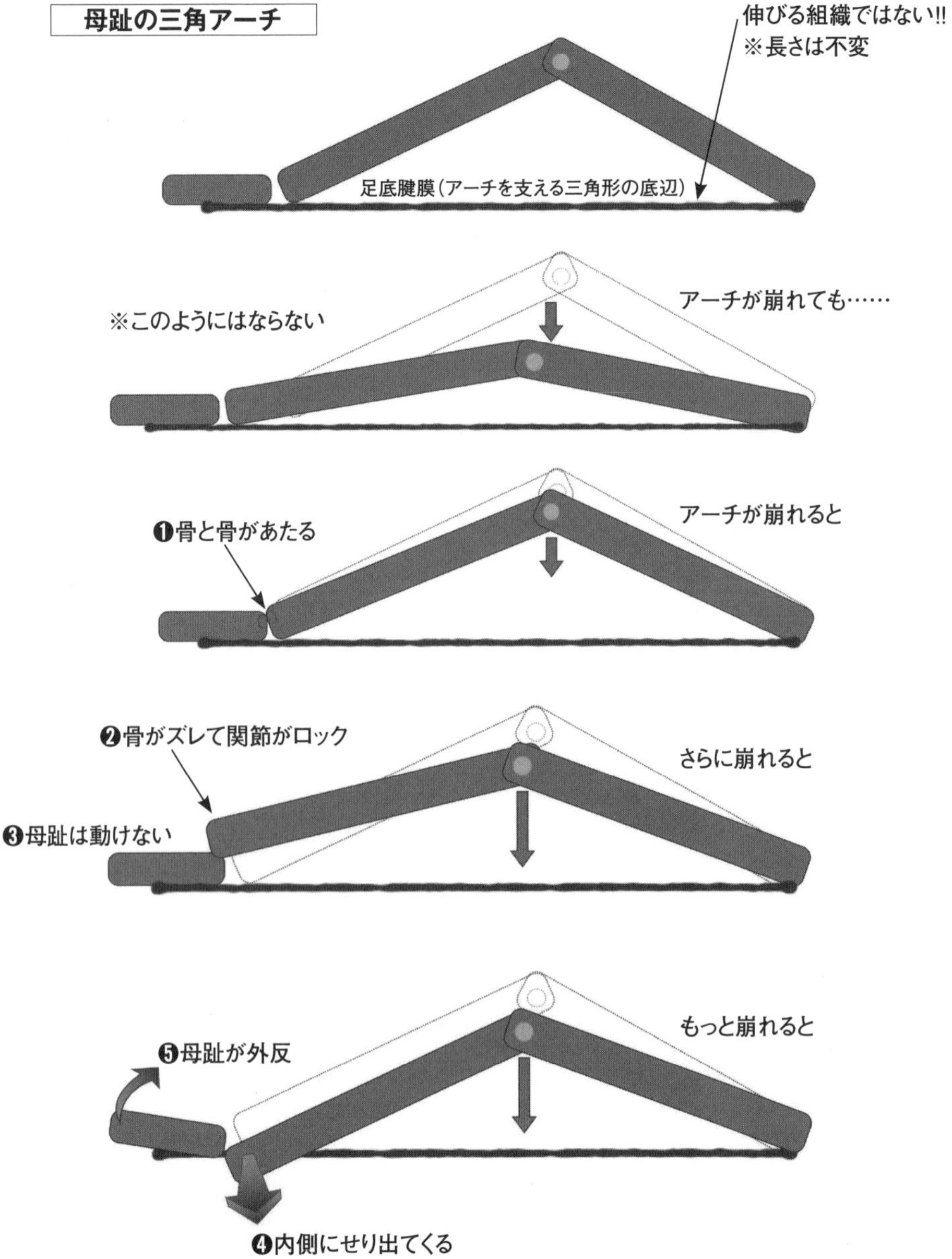
母趾の三角アーチ
伸びる組織ではない!!
※長さは不変
足底腱膜(アーチを支える三角形の底辺)
※このようにはならない
アーチが崩れても……
❶骨と骨があたる
アーチが崩れると
❷骨がズレて関節がロック
さらに崩れると
❸母趾は動けない
❺母趾が外反
もっと崩れると
❹内側にせり出てくる

外反母趾は「崩れたアーチ内側せり出し」②

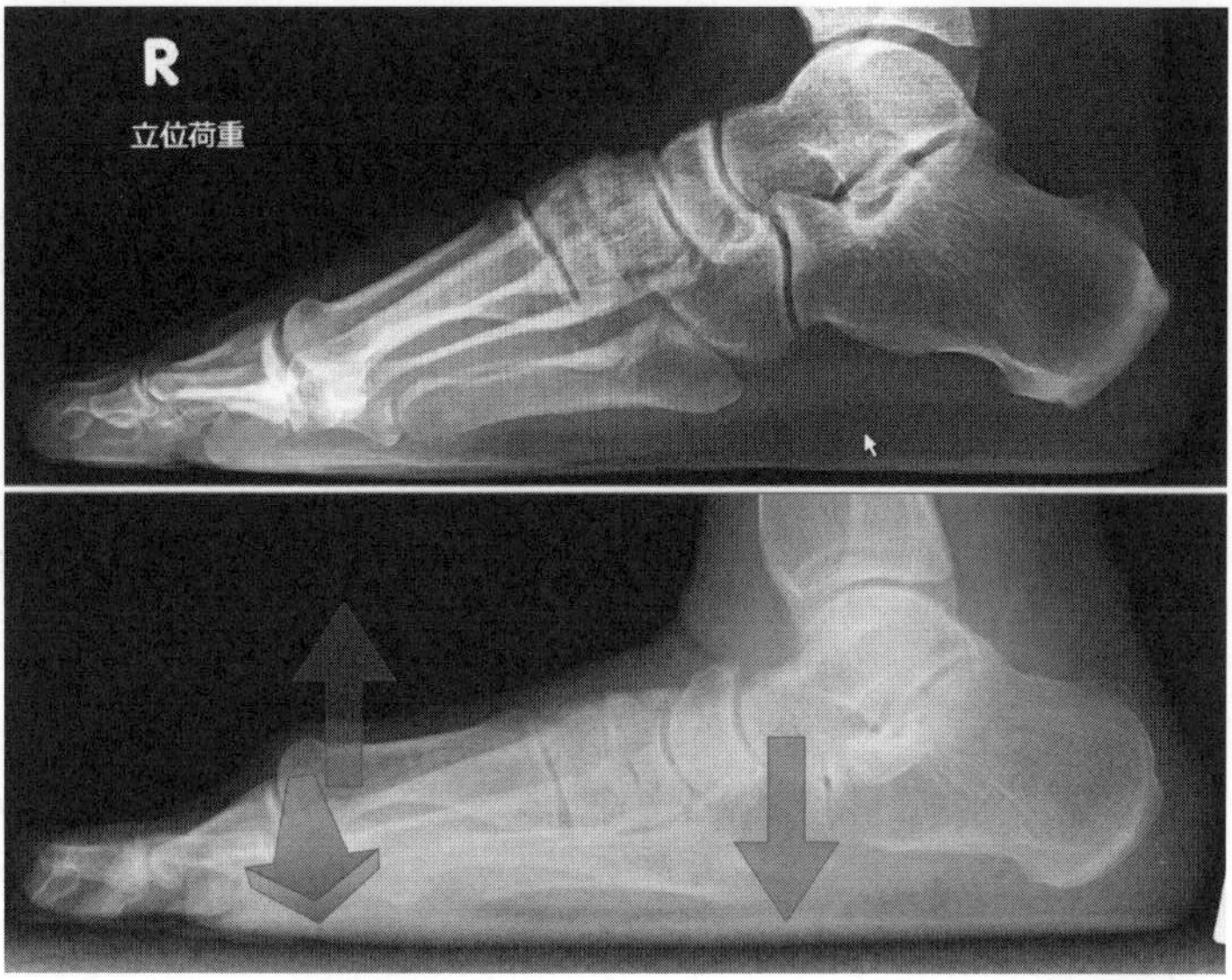

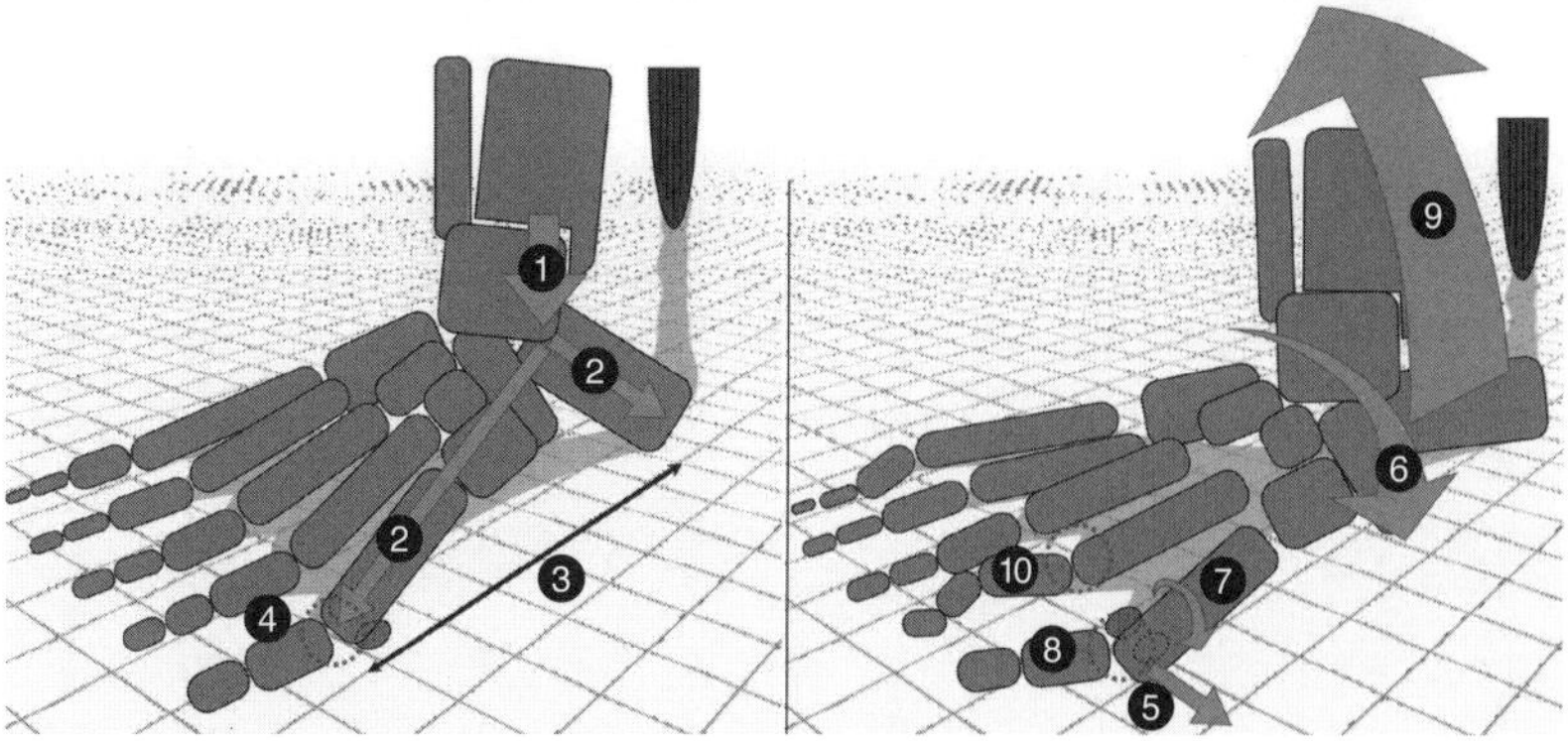

❶アーチが落ちる力は、❷中足骨と踵骨に分散され、❸底辺である足底部が前後に広がろうとするが、実際には広がらないため、❹MP関節内の圧力が上昇する。このとき関節構造が緩いと、❺中足骨頭部が内側にせり出て亜脱臼する。アーチ構造は足全体として、❻内側に倒れ込みながら崩れるため、❼中足骨も連動して回転し、❽MP関節にはねじれの力が加わる。この状態のまま❾かかとを上げて踏み返し動作を行うことでMP関節はさらに大きな力がかかり、完全脱臼していく。母趾機能を失うことで歩行時に2趾のMP関節で踏み返し動作を行うことで容易に、❿縦方向へと脱臼していく。

初期の外反母趾は、インソールで足アーチを補整

「様子を見ましょう」は厳禁！　外反母趾は進行する

外反母趾の患者さんの願いは、「とにかく痛みを取ってほしい」、「これ以上、変形が進まないようにしてほしい」という二点でしょう。

ところが初期の段階で受診すると、痛みを訴えても「変形が軽度なので様子を見ましょう」と言われることもあるようです。外反母趾は、手を打たなければどんどん進行します。最終的に親指の関節が脱臼すれば痛みは感じなくなりますが、その時点では靴を履くのが不自由なほど、変形が進んでいます。するとと今度は「痛みがないので様子を見ましょう」と言われる……。そういう話を、患者さんから聞くことがあります。結局、ドラッグストアで外反母趾のケアグッズを買って、ガマンしている人も多いのです。

◇痛みを取ること、進行を止めることが治療の第一歩

クリニックに来院された患者さんには、炎症の痛みを取り去ること、変形の進行を止めることを第一に、治療を行います。まずは湿布や痛み止めを処方。場合によっては、少量のステロイド剤を関節に注

五本指ソックスの使用前後（下はレントゲン）

使用前　　使用後

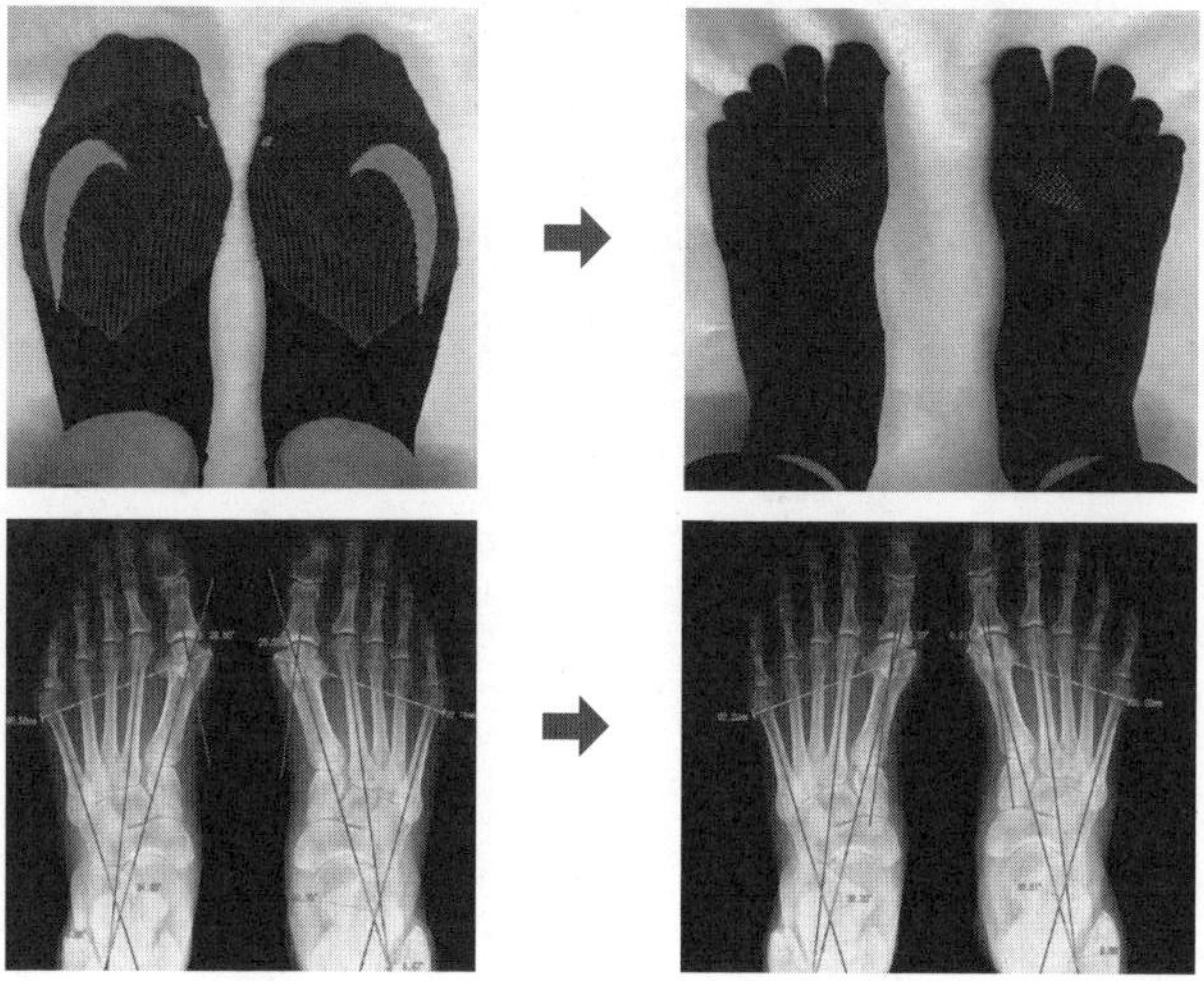

射します。**ただし、痛み止めやソックスはあくまでも対症療法で、根本的な治療にはなりません。原因は足の骨格構造の崩れですから、それを整えなければ、変形は進みますし、痛みも再発します。**

そこで、インソールを使って崩れた足アーチを支えます。初期の外反母趾であれば、インソールを使うだけで痛みが出なくなり、変形の進行も防げます。また足のクリニックと靴下の専門メーカーで開発した「母趾強化型五本指ソックス」を併用することで手術が必要になる方は明らかに減っています。

これらの治療で痛みが取れない場合や、歩くのが困難になるほど変形が進行している場合は、手術を検討します。手術というと最終的な選択肢と考えがちですが、脱臼してしまった関節に対しては手術以外での改善は見込めません。

手術で悩みが解消するのであれば、最初の選択肢と考えることもできます。

外反母趾の手術は骨を切断してつなぎ直す

手術は片足40分、1週間で職場復帰が目安

すでに足の変形が進んでしまった場合の根本的な治療法は、手術が有効です。どんな手術を行うのか、具体的にお伝えしましょう。

前述したように、外反母趾の原因は足の親指ではなく「崩れた足のアーチ内側せり出し」です。親指の先端は結果的に外側に向く（外反する）だけで、その本質はアーチ構造が破綻して親指の手前が内側にせり出してくることにあります。

そこで**手術では、親指の手前にある「中足骨」を一旦切断して骨を少しだけ動かし、かかる力の向きを内側ではなく下側へ向くよう作り変えた上で接合します。**また再度せり出してこないよう、皮膚の下の組織を補強して壁も作っておきます。

このとき大事なのが、足全体のバランスを見ること。その人の足が正常な状態からどれだけ逸脱しているのかを見極め、壊れてしまったものの中から使えるものを使って、どこまで理想的な状態に近づけられるかにあります。ここを間違えると、術後、再び関節が変形したり、手術前よりも痛みが悪化する恐れがあるからです。

私は年間250から300件程度、外反母趾の手術を執刀していますが、そもそもの足の形や、足アーチの崩れ方は多種多様。どんなふうに手術するのがその人にとって理想なのか、常に考えながら執刀しています。

◇「シェブロン法」の手術時間は片足40分

外反母趾の手術の基本は中足骨を切断して動かした上で、それらを再びつなぎ直す手法を用いますが、執刀医の考え方や経験によってやり方は異なります。料理のように、作るメニューは同じでも、材料や過程が調理人によって微妙に異なるのに似ています。手術の経験を積んだ場所によって骨の切り方が違ったり、接合部にチタン性のネジを使うか、弯曲した薄くて固い板状のものを使うかなど、固定に使う素材もさまざまです。

クリニックにおいても例外ではなく、医師によって手法は異なります。

私の場合は「シェブロン法」という骨の切り方を行い、「ハイドロキシアパタイト」を主成分とした生体内で加水分解して吸収されるネジで固定をします。シェブロンというのはVの字、もしくは逆Vの字の形を意味しており、そのような切り方を行うことで接合面積が広くなり、なおかつ宮大工の木組み工法と似たような強度を出すことが可能となります。

また、吸収されるネジを使えば後から抜く必要はありませんが、場合によってはそれがリスクとなることもあります。

外反母趾の手術①

①足の内側を切開し、母趾の骨頭部分を
二分割して移動

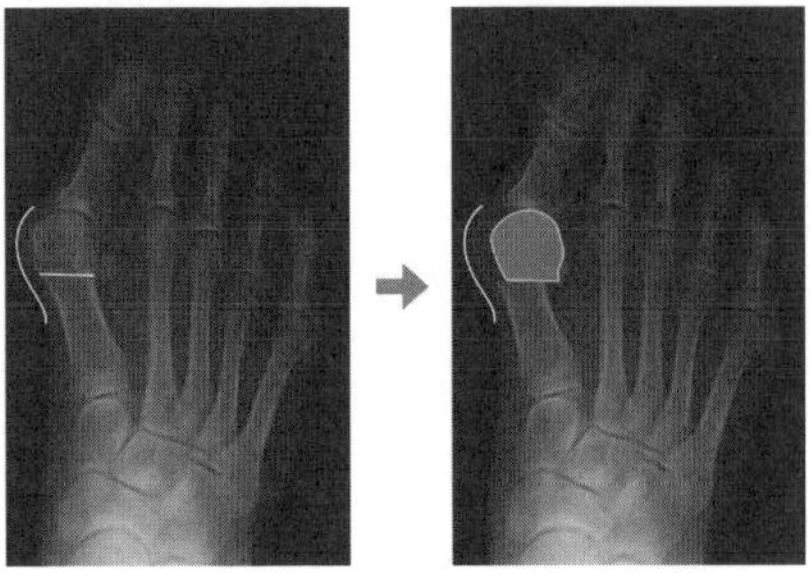

②三次元的に移動させ理想的な形に戻す

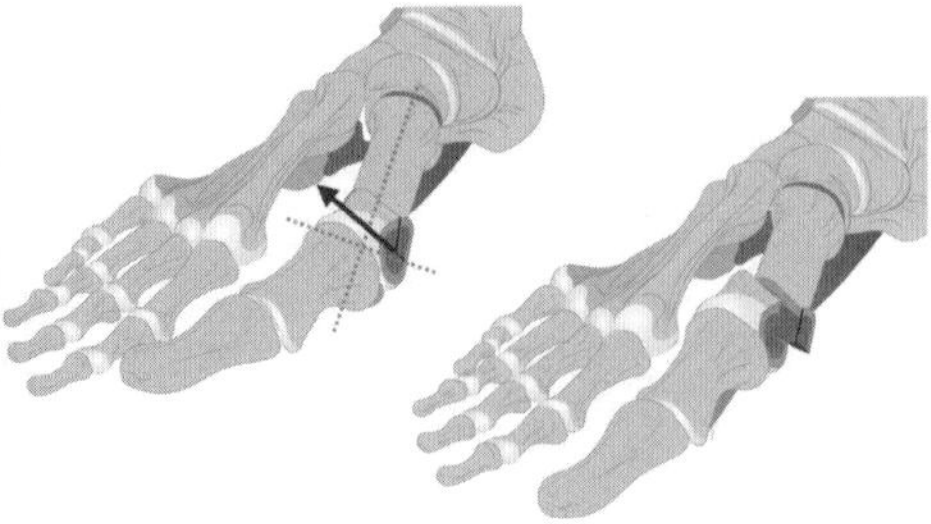

③形を整え、吸収性スクリューで固定する

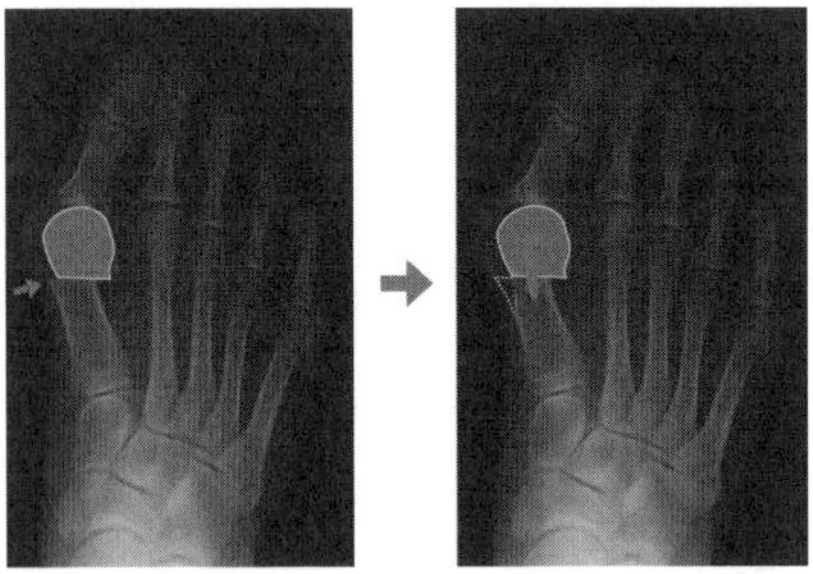

④脱臼が整復されスクリューは
数年で吸収される

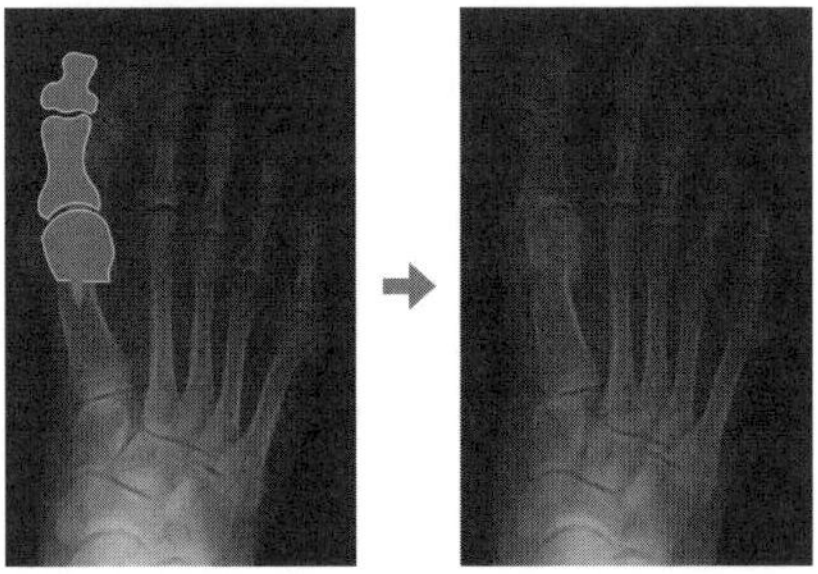

外反母趾の手術②

術前　　　　術後

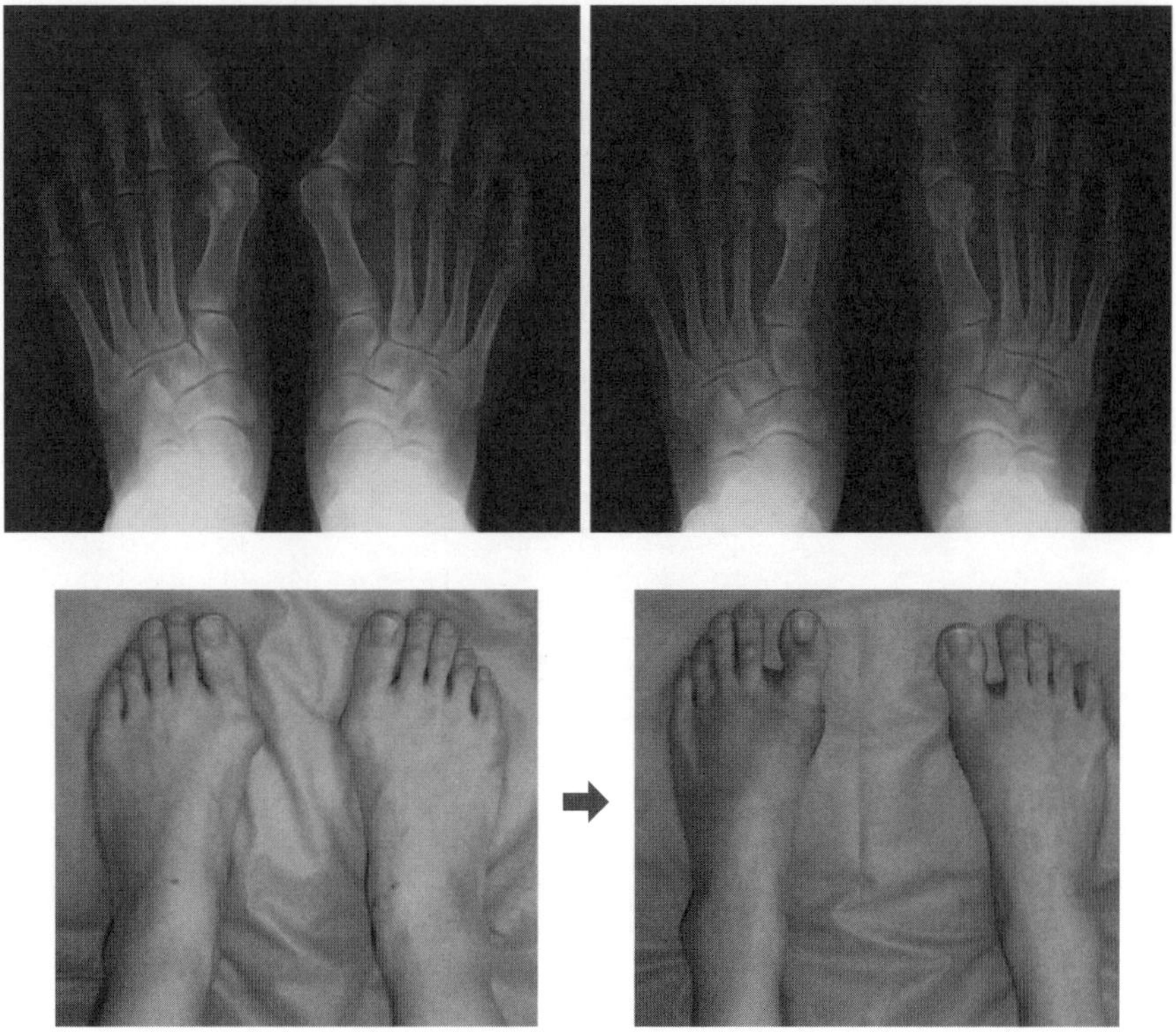

外反母趾の手術は「長期の入院が必要」、「日帰りで可能」、「術後の合併症予防のため片足ずつ慎重に行う」、「しばらくギプス固定」など、やはり執刀医師によって、さまざまな考え方があります。私の場合、全身麻酔で行うため入院が必要です。両足を一度に手術するなら3～4日、片足なら2泊3日入院していただきます。クリニックに入院設備はないので、提携病院で行っています。

手術時間は片足40～50分ほど。術後は、翌日から歩く練習を始めます。術後1週間程度で職場復帰（デスクワークから）が可能。骨が完全にくっつくまでの期間は3か月。松葉づえやギプス固定は必要ありませんが、親指の負担を減らすため、サポーターや矯正ソックスなどの使用は必須です。

また、結果として生じた外反母趾の変形が治っても、足アーチの崩れや扁平足そのものが改善するわけではありません。扁平足特有の足の疲れやすさや姿勢の悪さなどは術前のままですから、その後もインソールの使用を継続することをおすすめしています。

ちなみに、痛みや変形がひどくても、必ず手術するとは限りません。例えば「痛みがなくなればそれで十分」とお考えの高齢の方の場合、できる範囲で痛みを取り、変形が悪化しないようケアだけしていく場合もあります。

患者さんの足の状態や年齢、どんなゴールを望んでいるのかなどによって、治療法のアレンジは可能です。足の専門医とよく相談して、治療法を選ぶようにしましょう。

効果のない外反母趾治療法に注意！

足指体操やサポーターでは治らない

外反母趾は女性の5人に1人に起きる、非常に多い足のトラブルであり、適切な治療法にたどり着かずに苦労している人が多い病気の代表格です。そのため、重度の外反母趾に対して医学的に見ると疑問符がつくような矯正法を、続けている方もいらっしゃいます。

その一つが、足指でグー・チョキ・パーを作ったり、足指でタオルを引き寄せるような体操です。かかとから親指に向かってついている「母趾外転筋」を鍛えるのが目的ですが、それを鍛えることで脱臼してしまった関節がもとに戻ることは期待できません。足裏や太もも、体幹の筋力を鍛えて片足立ちのフラつきを防止するには有意義な体操ですが、外反母趾そのものの予防、改善にはならないのです。

◇親指の関節の向きを矯正しても外反母趾は改善しない

また、親指と人さし指の間を無理に広げたり、親指の関節の向きを矯正するなどして外反母趾を治すとうたっているサポーターも数多くありますが、治療効果は疑問です。

外反母趾の原因のほとんどは遺伝的な足アーチの崩れですから、親指の向きだけ矯正しても改善には至りません。痛みを緩和したり、足を保護する以上の効用は、期待できないでしょう。

もちろん**使用してみて心地よかったり、痛みが緩和するのであれば継続していただいて問題ありませんが、逆に痛くなってしまった場合はそれをガマンしてもメリットはない**と思います。

外反母趾と思い込んでいたら、実は関節リウマチだったというケースもあります。痛みがひどい場合は自己判断せずに、医療機関を受診してみてください。

長年にわたって外反母趾に悩み、民間療法を試した後にクリニックを受診。手術して改善された患者さんの体験談をご紹介します。今現在、外反母趾でお悩みの方、治療法を模索していらっしゃる方は、ぜひ参考にしてみてください。

30年悩み続けた外反母趾が2時間の手術で解消

パッド・テーピング・マッサージで少しずつ悪化していった

◇週1回のテーピングとマッサージ通いを15年間

佐藤真喜子さんが外反母趾に悩まされるようになったのは、会社員として忙しく働いていた40代前半。大学病院を受診したところ、歩き方を改善するようアドバイスされたこともあり、「ハイヒールを履いていたこと、歩き方が悪かったことが外反母趾の原因」と思い込んでいたといいます。

親指と人さし指の間にラバー製のパッドをはめる指導を受け、半年ほど続けていました。ところが、親指の力に押され、人さし指や中指が小指側に曲がり出したのです。

痛みも変形も悪化。通勤の途中で足が痛むようになり、週末テニスをすると、太ももの付け根から膝まで腫れるようになりました。

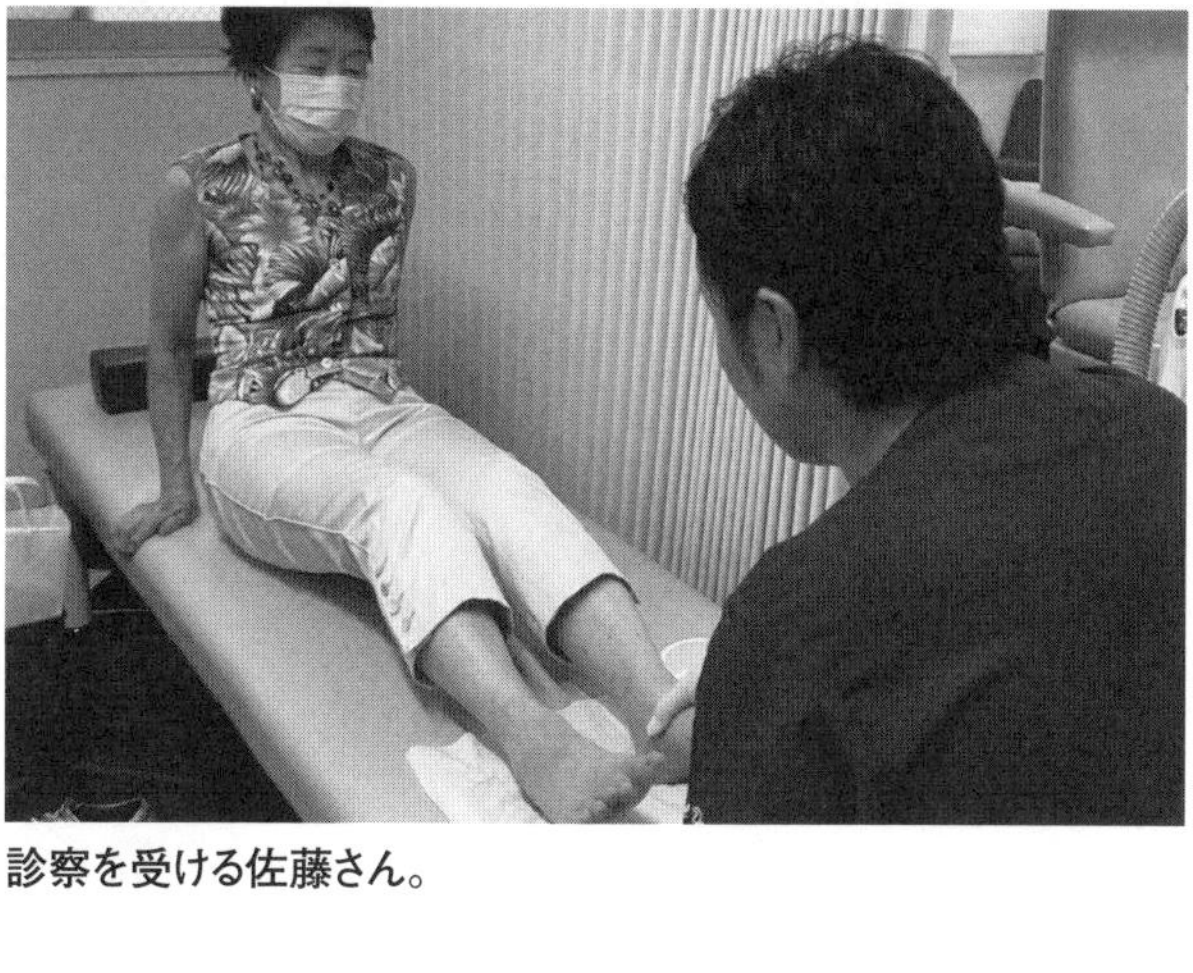

診察を受ける佐藤さん。

そこで外反母趾専門とうたうマッサージ店に通うことに。以来、週1回のマッサージと、足を固定する足のテーピングの処置を、15年間受け続けました。テーピングをすると痛みは軽くなるものの、入浴のたびビニール袋をかぶせる必要があったといいます。

このマッサージ店が廃業して困っていたとき、巻き爪の治療でクリニックを受診していた友人に紹介され、来院されました。外反母趾に気づいてから、実に約30年がたっていました。

手術前

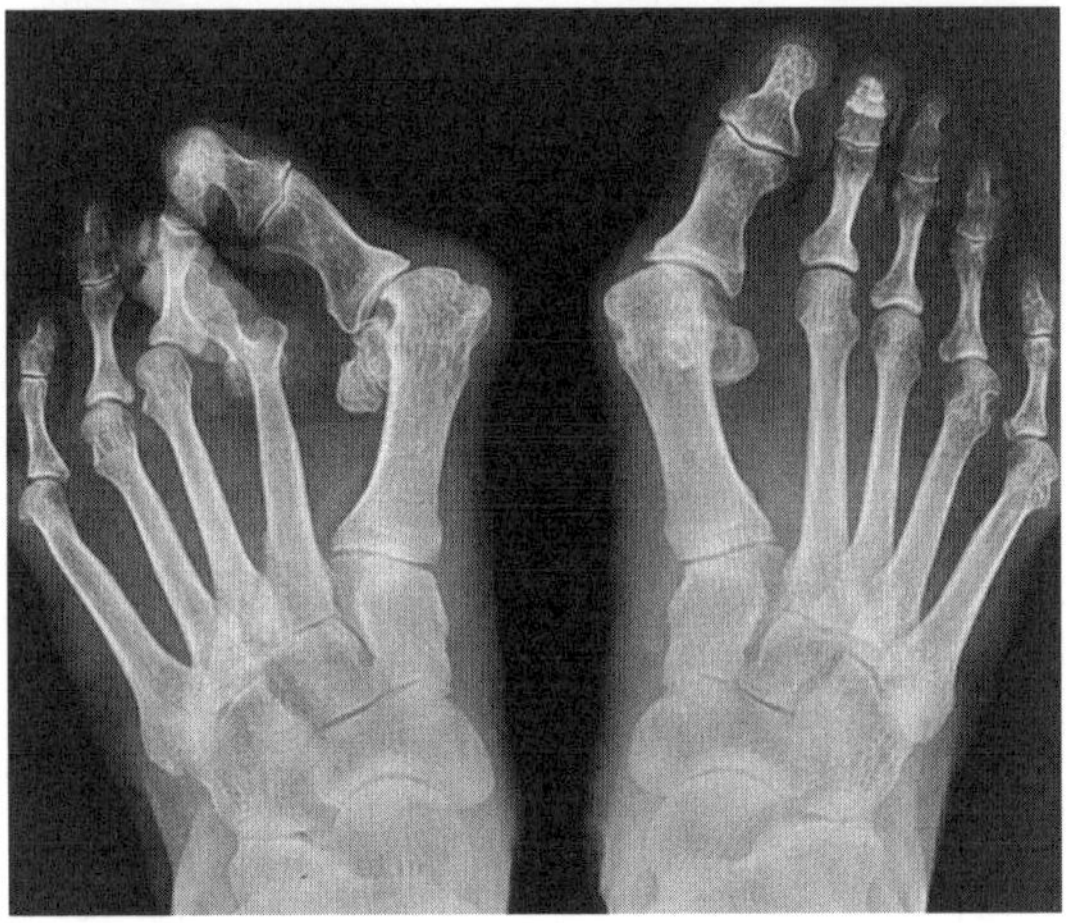

佐藤さんの外反母趾は、親指付け根の脱臼にとどまらず、人さし指が小指側に曲がり、中指に乗り上げた状態でした。テーピングはその場しのぎの処置にすぎず、進んでいく変形を食い止めることはできていなかったのです。

ですので「この状態だと、手術以外の方法はありません」と説明しました。本人は手術に対する抵抗があったようでしたが、症状の説明を受け、手術の決意をされました。

決意を後押ししたのが、友人のひと言。習っているシャンソンの発表会を見に来てくれた友人に「かっこよかったけど、靴がね～」と言われたそうです。

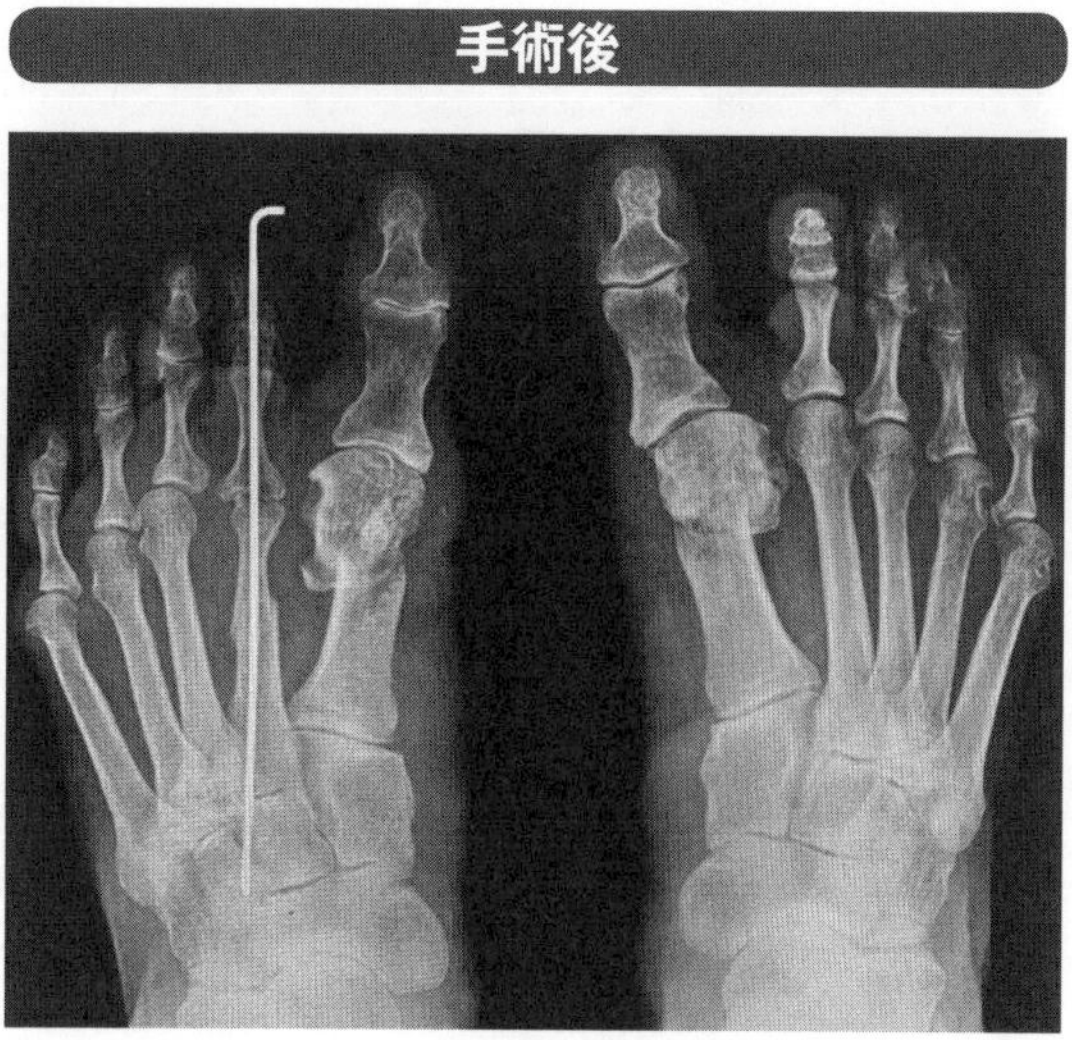

右が手術前、左が手術後の佐藤さんのレントゲン。変形が激しかった左足人さし指には一時的に針金を入れた。

変形し、痛む足で履ける靴には限りがあります。おしゃれをしても足元が決まらないと残念だと痛感し、手術しようと考えるようになったそうです。

また、退院までの期間が短かったことも手術を決心するきっかけになりました。佐藤さんは1か月の入院、普通に歩けるようになるまで3か月はかかると覚悟していたのです。「早い人は手術の2日後、自分の足で歩いて退院されます」と説明すると、非常に驚かれていました。

◇2時間の手術で足指が真っすぐに

手術を受けることに決めたものの、片足ずつか両足一気に手術するかで迷われていました。クリニックからお渡しした「外反母趾の手術を受ける人向けのQ&A」と、治療経過を写真で分かりやすくまとめた資料を読み返し、前向きなイメージができたそう。両足同時の手術を決め、入院されました。

クリニックには入院・手術ができる設備がないので、入院先は提携先病院です。手術は全身麻酔。右足は親指、左足は親指と人さし指の計3本の骨を切断してつなぎ直し、変形を修復しました。また、変形が激しかった左の人さし指には、直径1・4ミリの針金を通して矯正しました。手術の際は足への血流を止めるので、出血は5cc以下と非常に少量です。

2時間の手術終了後、佐藤さんは全身麻酔から覚めました。術前に行った、足首の神経に直接麻酔薬を打つ神経ブロック注射の効果で、一番痛みが強い時間帯をやりすごすことができました。「ときどきピリッとした感じがあるだけで、眠れないほどの痛みに見舞われることはありません」とおっしゃっていました。

退院の際、迎えにいらした娘さんが、佐藤さんを見て「歩き方が変わった」と驚かれていました。親指に力を入れることができず不自然な歩き方になっていたのが、術後すぐに改善したのです。

◇ゴルフもできるし、好きなハイヒールも履ける!

その6週間後、左足の人さし指の針金を抜きました。痛いと覚悟されていたようですが、施術を終えると「え? もう抜けたんですか」と拍子抜けされていました。

これまで入浴はシャワーだけですませるようお願いしていましたが、針金を抜けば湯船もOK。佐藤さんの趣味だという水泳やゴルフの練習も解禁です。長い距離を歩くと痛みが出る恐れがありますが、あと1か月半もたてば、コースラウンドも可能。3か月後には走ることもできます。

外反母趾の原因は、骨格構造の崩れなので、基本的な生活スタイルとしてはインソールを入れた靴で足アーチの崩れを防ぐことが、再発防止になると説明。納得され、オーダーメードのインソールを作られました。

「好きなハイヒールでおしゃれを楽しんで、100歳までアクティブに充実した人生を歩んでいきたい」と目を輝かせていらしたのが印象的でした。

強剛母趾を知っていますか？

親指付け根の痛みは、痛風とは限らない

外反母趾とよく似た足トラブルに「強剛母趾《きょうごうぼし》」があります。

原因は、外反母趾とほぼ同じです。

まず、足アーチが崩れる扁平足により、骨格構造にゆがみが生じます。ゆがみの矛先が親指の関節であればそこの圧力が上がり、軟骨どうしがこすれて痛みが出ます。このとき外反母趾になる人は「足の骨組みが柔らかくてぐにゃりと曲がりやすい」という特性があり、圧力と痛みを逃がそうと親指の付け根が内側にせり出していきます。

これに対して**骨組みが固くて関節がせり出せない人の場合、力を逃がすことができず、関節内で骨どうしが正面衝突して、関節そのものがつぶれながら壊れてしまいます。これが「強剛母趾」**で、分かりやすくいい換えるなら「崩れたアーチに

外反母趾になれないから強剛母趾

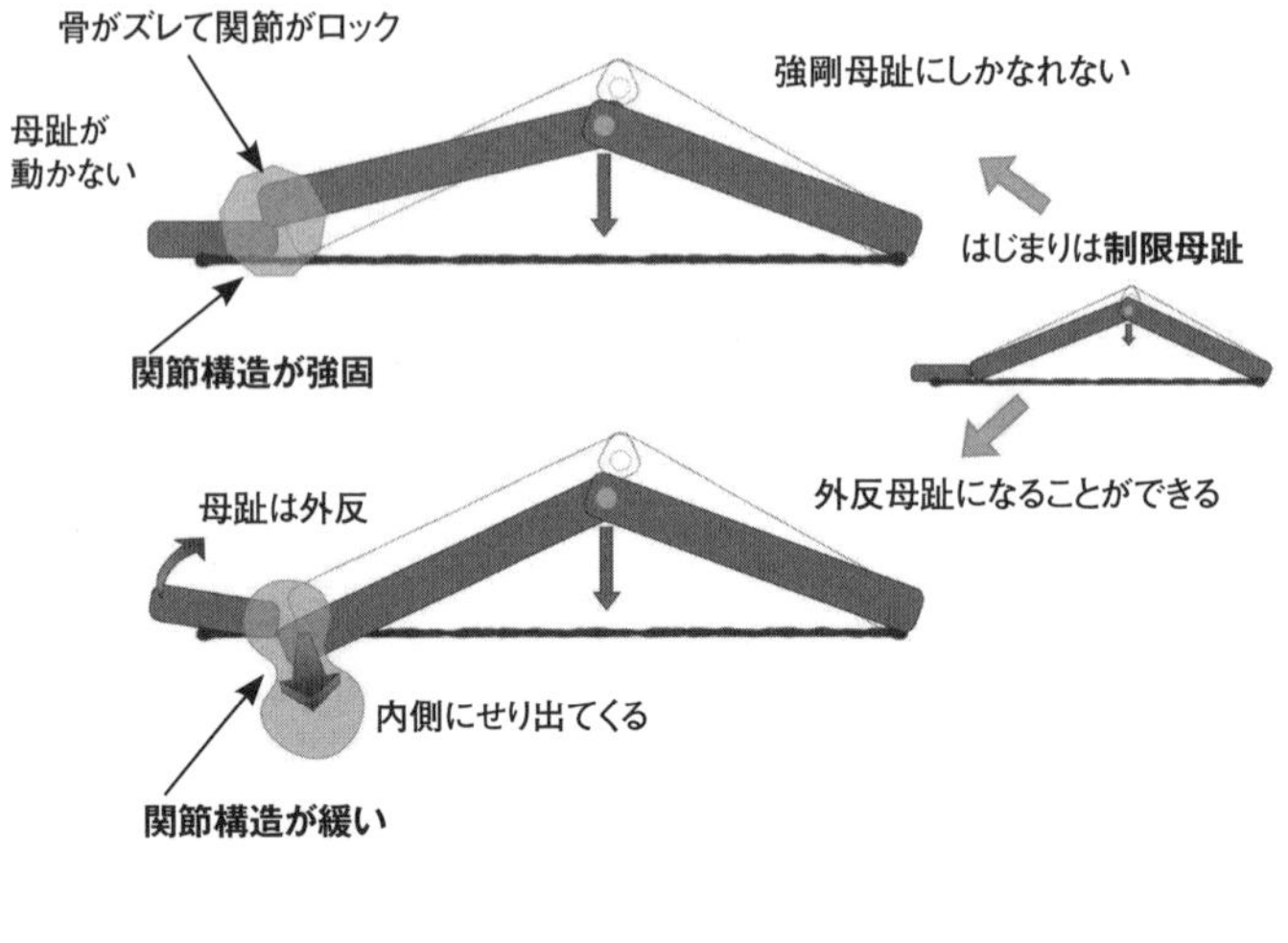

骨がズレて関節がロック
母趾が
動かない
強剛母趾にしかなれない
はじまりは制限母趾
関節構造が強固
母趾は外反
外反母趾になることができる
内側にせり出てくる
関節構造が緩い

よる親指の正面衝突事故」です。

関節が壊れて骨がかみ合わなくなるため、踏み返しの動きで激痛が走ります。ハイヒールを履くことなどとても無理で、ひどくなると立っているだけでも痛みを覚えます。

ある日突然、関節が壊れるわけではありません。まず親指の関節がずれて、かみ合わせが悪い「制限母趾」という状態になります。多少の痛みはありますが、動かさないわけにはいかないので、無理やり曲げて、踏み返すことになります。制限母趾の段階で症状が軽ければ、インソールを使って足のアーチを整え、正しい歩き方を身に付けることで改善されていきます。

◇重症化したら「関節温存形成術」を行う

ここで手を打たないと、関節の軟骨が擦り減って、骨どうしがこすれ合い、炎症を起こして痛みが激化。長期にわたって炎症が続くと、異所性骨化といって、骨の周囲の組織が硬くなり、これが関節にくさびを打つかのように大きくなるた

制限母趾

強剛母趾の前段階に制限母趾が起きる。

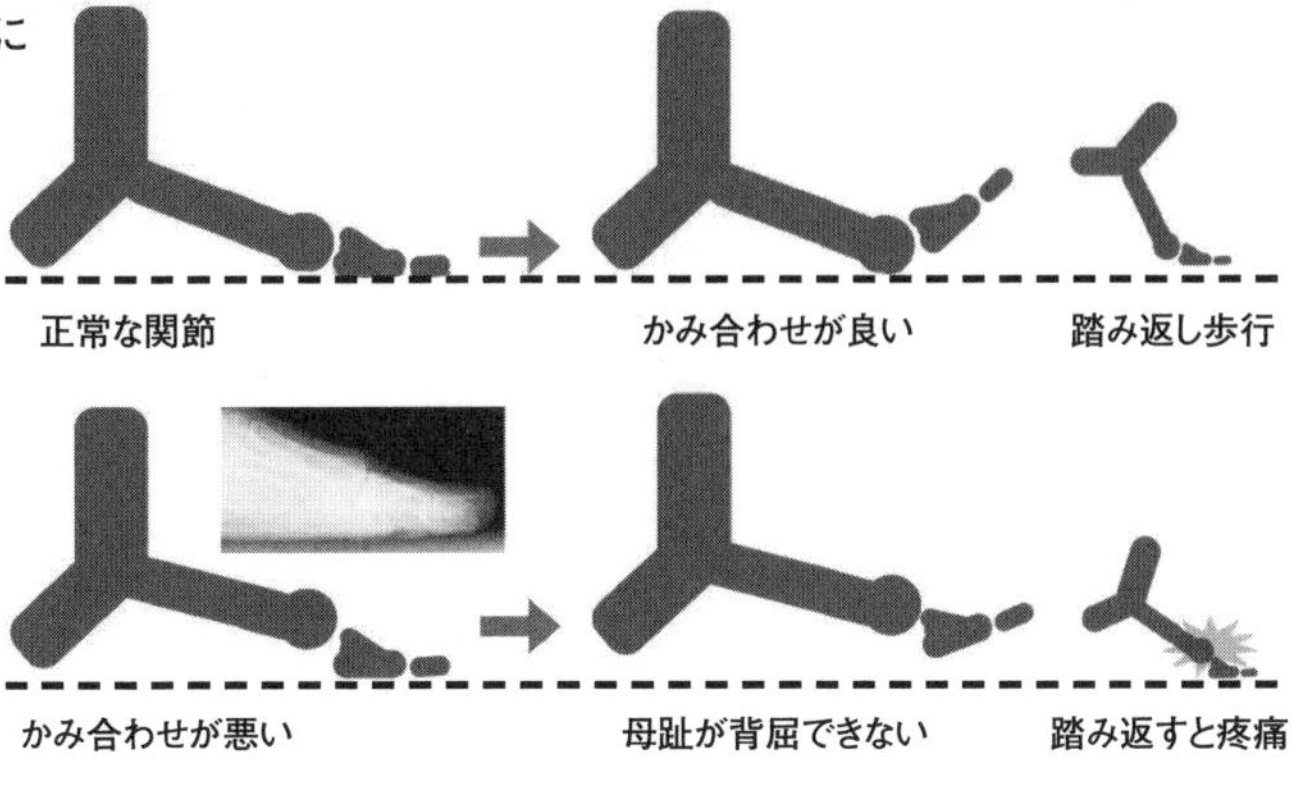
正常な関節
かみ合わせが良い
踏み返し歩行
かみ合わせが悪い
母趾が背屈できない
踏み返すと疼痛

め、指をまったく動かすことができなくなるのです。

強剛母趾まで進行すると踏み返し動作ができなくなるため、代わりに思い切り足首を前傾させがち。アキレス腱や足底腱膜を痛めやすくなります。足底腱膜炎が長期にわたると、かかとの骨に「骨棘《こつきょく》」ができるなど、さまざまな悪影響が及んでいきます。

重症化した場合は、歩行機能の改善を目的とした手術を行います。

私が行っているのは、硬くなってくさびのように動きを妨げている組織を摘出した上で、外反母趾同様、ずれた関節の向きを戻してネジで固定する、関節温存形成術という手術です。関節のわずかな軸のずれを治すことで、痛みなく、スムーズに足を踏み返せるようになります。

強剛母趾は関節が少しでも動こうとすると痛みが出てしまうため、一般的には関節を少しも動かないようにする「関節固定術」という手術が選択されます。ですが、関節が動かなければ踏み返し動作ができません。別の場所に無理がかかることになり、アキレス腱や足底腱膜、膝や股関節など、親指以外の場所が痛むことになるので、私見としてはあまりおすすめできない治療法です。

また、「親指の付け根が痛い」と訴えると、多くの医師は痛風を疑います。尿酸値が高めだと、強剛母趾であるにもかかわらず、痛風と診断され、正しい治療に結びつかないケースもあります。痛風の治療をしても改善しない人は、強剛母趾を疑ってみてください。

次に、クリニックで強剛母趾の治療をされた方の体験談をご紹介します。こちらも、ぜひ参考にしてください。

痛風と思ったら強剛母趾。手術で痛みが解消

関節を作り直す「関節温存形成術」体験談

◇「それは、痛風だよ」と言われ、内科を受診

石原匡さんは、大学の体育教師で、チアリーディング部の監督も務めています。最初は歩いているときに右足親指の付け根に痛みを感じるようになったといいます。しばらくすると、痛くて運動靴を履くのも苦痛になりました。同僚に「それは痛風だよ」と指摘され、かかりつけの内科を受診したそうです。ところが血液検査の結果、尿酸値は正常で痛風を疑う所見は見つかりません。それなら原因は足だろうと、専門医をインターネットで検索。クリニックを受診されました。

レントゲン画像で確認すると、親指の関節の骨どうしがくっついていました。診断は「強剛母趾」。子どものときから扁平足で、プールの時間にペタペタ足跡がつく様子を友達にからかわれた以外、困ったことはなかったそうですが、来院時はすでに踏み返しが困難なほど進行していました。治すには手術しかないこと、3泊4日の入院で手術できることを伝えると、「歩けなくなるのはイヤだ」と、手術を即決されました。

強剛母趾の治療には親指の関節を固定して痛みを取る「関節固定術」も広く行われていますが、それ

では歩くときに踏み返しができなくなることを説明。「体育教師である自分は、よく歩くから、関節を温存する手術がいい」と手術の方針を決めました。

そして2か月後の2020年7月。クリニックの提携先病院に入院、翌日に手術を受けられました。

手術は全身麻酔で行います。足の親指の側面を5～6センチほど切開し、そこから関節の中で楔《くさび》のようにくっついて、指の動きを制限している骨棘を除去しました。

この作業だけでも親指の関節は動くようになりますが、そもそもの原因である、関節内の骨のかみ合わせのズレを解消しなければ再発します。軸がズレている骨を二分割して一部を動かし、正しい位置に移動させました。切った骨の固定には外反母趾の手術でも使用する、吸収性のネジを使用しました。

石原さんはもっと痛いと覚悟を決めていましたが、麻酔から覚めたときに傷の痛みはまったくなく、「関節に鈍い痛みがある程度」とのことでした。

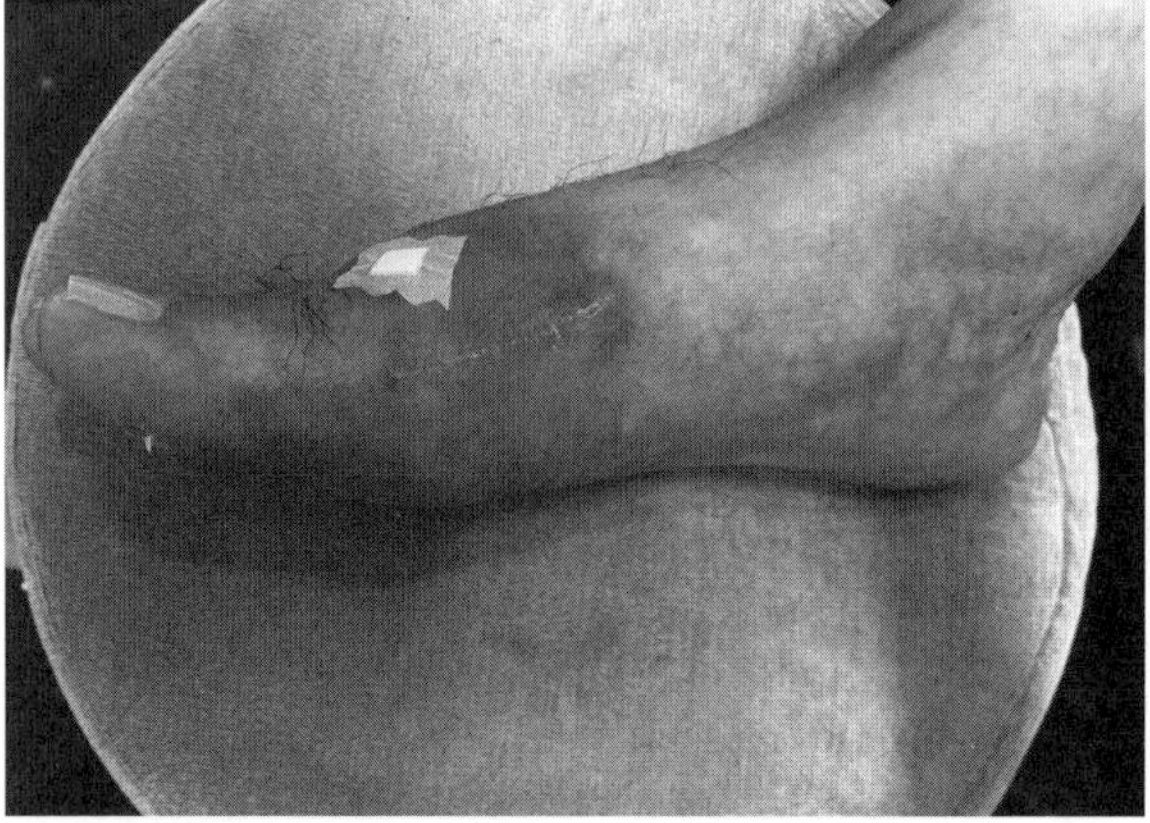

強剛母趾の手術後、抜糸をした足の状態。傷口を見たとき、傷の縫い目がとても細かく、きれいだったので、石原さんは思わずスマホで写真を撮ってしまったそう。

◇手術翌日から歩行訓練

手術の翌日から、リハビリとして歩行訓練が始まりました。「手術をしたばかりなのに、こんなに動かしてもいいんだ」と驚きながら、病室から売店まで歩いていきました。「手術した場所に負担をかけないほうがいい」とお考えでしたが、関節は使わないと動きが悪くなるので、むしろ積極的に動かし、親指の付け根で踏み返すようアドバイスしました。そして予定通り、手術の翌々日、自分の足で歩いて退院されました。

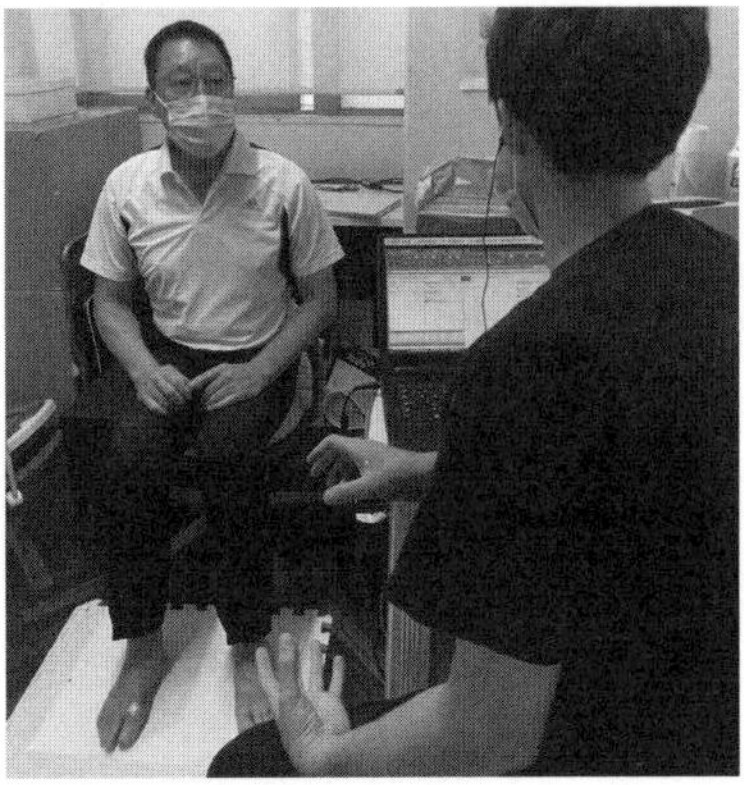
術後、診察を受ける石原さん。

手術の2週間後に抜糸し、炎症を抑えるためのステロイド剤を注射。また、再発防止のために医療用インソールを作り治療は完了です。

石原さんは「正しい足アーチとは何か。足アーチが崩れると、どんな不都合が生じるのか。さらに勉強して、現場での教育に生かしていく」と言ってくださいました。

足の指が曲がったままになるハンマートゥ

ハンマートゥ・マレットトゥ・クロートゥの原因と改善法

◇足アーチの崩れで足の指が変形する

足の指が地面をつかむように曲がったまま、真っすぐに戻らなくなる指の変形を「ハンマートゥ（金づち型）」といいます。曲がり方のパターンによって「マレットトゥ（木づち型）」、「クロートゥ（かぎ爪型）」とも呼ばれます。多いのは人さし指ですが、中指や薬指の関節が曲がる人もいます。

曲がり方の形、曲がる指は違えど、原因はすべて同じ。足アーチの崩れです。

足アーチが崩れて扁平足になるとき、足の甲が前へ滑ろうとします。足裏には、足を曲げるための腱が走っていますが、腱は伸びにくいという特性があります。すると甲が前へと移動した分、腱が指をかかと側へ引っ張るのです。

また、脱げやすい靴を履いている人も、ハンマートゥになりやすくなります。脱げやすい靴とは、履き口の浅いパンプスやサンダル、サイズが大きめの靴など、足がパカパカ動く靴。こうした靴を履くとき、脱げないように無意識のうちに足指をグッと縮めるのがクセになり、曲がったまま固まってしまうのです。

足の指先の変形パターン

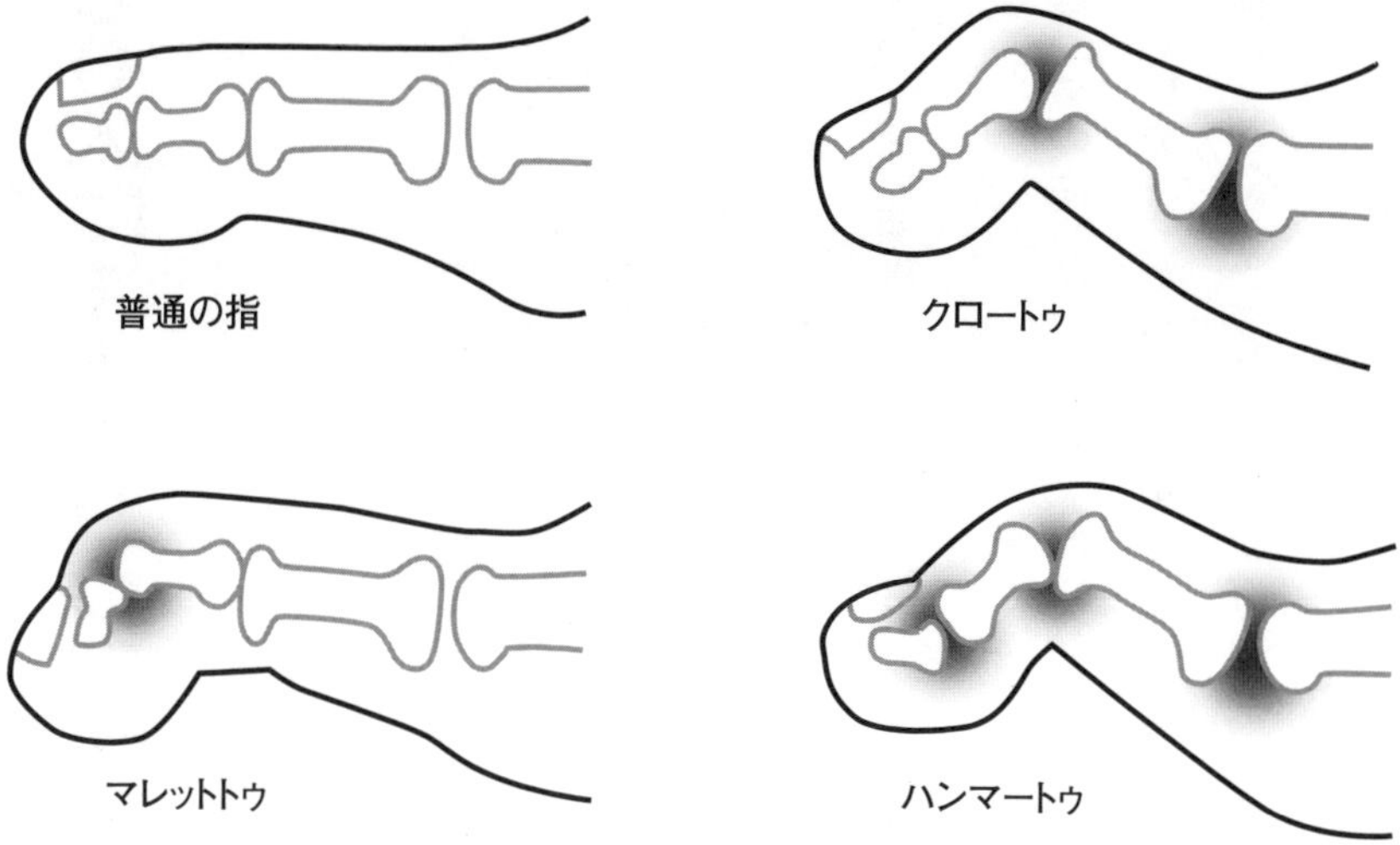

指の関節が1か所変形するとマレットトゥ、2か所だとクロートゥ、3か所だとハンマートゥと呼ばれる形になる。

最初のうちは指を上から押せば、真っすぐに戻りますので、この段階であれば、インソールで足アーチをサポートしてあげることで治るでしょう。曲がった指の関節や指の付け根にはタコができやすくなりますから、タコを放置せず、インソールを使い、足に合った靴を履くようにしましょう。

指が曲がった状態で固まり、痛みもひどくなってくるようであれば、関節を真っすぐに戻す手術を検討します。

200人に1人がリウマチの時代。その痛み、ひょっとしたら？

足からリウマチが始まることも

「足が腫れている」、「足にタコができて痛い」とクリニックを受診する患者さんには、関節リウマチによる足の関節破壊が原因の人もいます。

関節リウマチは、関節内に炎症が起こり、炎症物質が自分の骨や軟骨を攻撃し、徐々に関節が破壊されていく病気です。本来は体内に入ってきた異物を排除するための免疫機能が、なんらかの原因で自分の細胞やタンパク質を異物として認識し、攻撃してしまう自己免疫疾患の一つです。およそ200人に1人という高い頻度で発症。30〜50代での発症が多く、全体の8割以上を女性が占めています。

リウマチの症状として手のこわばりがあまりにも有名なため、初期症状は手から始まると考えている人が多くいます。ところが実際は、かなりの割合で足から症状が表れます。

以前はクリニックでリウマチが強く疑われる患者さんを診察した場合、東京女子医科大学膠原病リウマチ痛風センターに紹介していたのですが、足に症状が出る患者さんが多いことから、現在は専門医を派遣していただいています。リウマチの足病変に関しては、専門医である矢野紘一郎医師に、語ってもらいましょう。

【以下、矢野紘一郎医師談】

2016年に東京女子医大で関節リウマチの治療を受けている患者さん約6000人を対象にアンケートを行った結果、患者さんの訴えで、関節リウマチの症状が足から始まったと答えた人は全体の43％にも上りました。

もし、自分で気になる足の症状があった場合、「これはリウマチと関係ないでしょうか」と積極的に質問してみることをおすすめします。

かつて、関節リウマチは不治の病と考えられていましたが、治療法が劇的に進歩しており、早く治療を開始するほど治療効果が期待できます。足に痛みや腫れがある場合、関節リウマチの可能性も考えてほしいと思います。

□ けがをしていないのに足の人さし指や中指の付け根が腫れてきた
□ 足首が腫れてきた
□ 身内にリウマチ患者がいる
□ 朝方の手のこわばりや足の症状が6週間以上続いている
□ 手の指の第2、第3関節が腫れてきた

以上のチェックポイントにあてはまるものがある場合、リウマチの可能性が高いと考えられます。

「指の付け根の関節が痛い」という患者さんの足を診察したとき、ゴムのような弾力を感じる場合はリ

リウマチ足の症状が出やすい部位

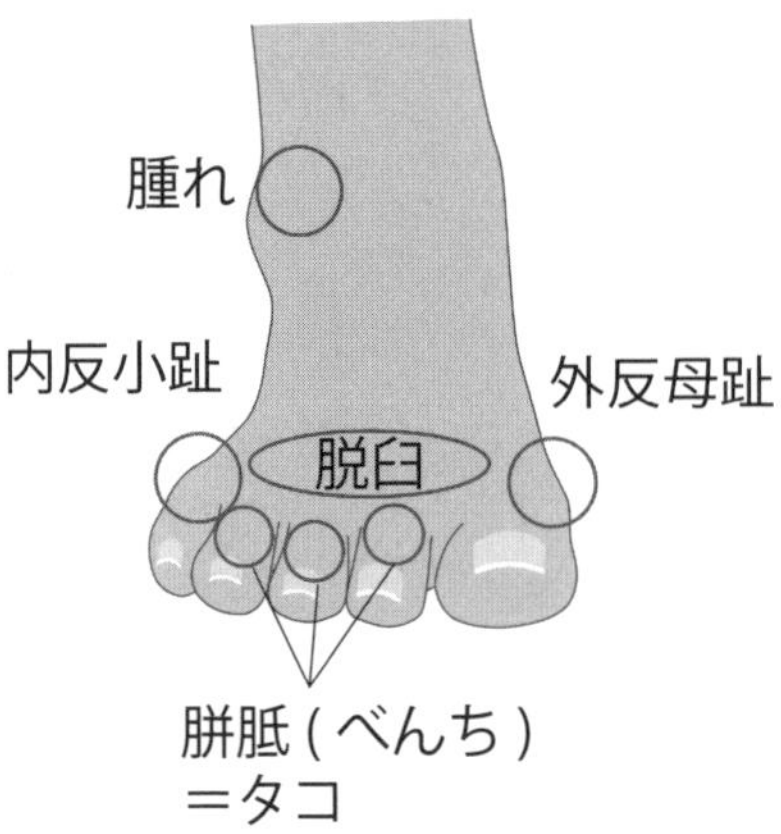

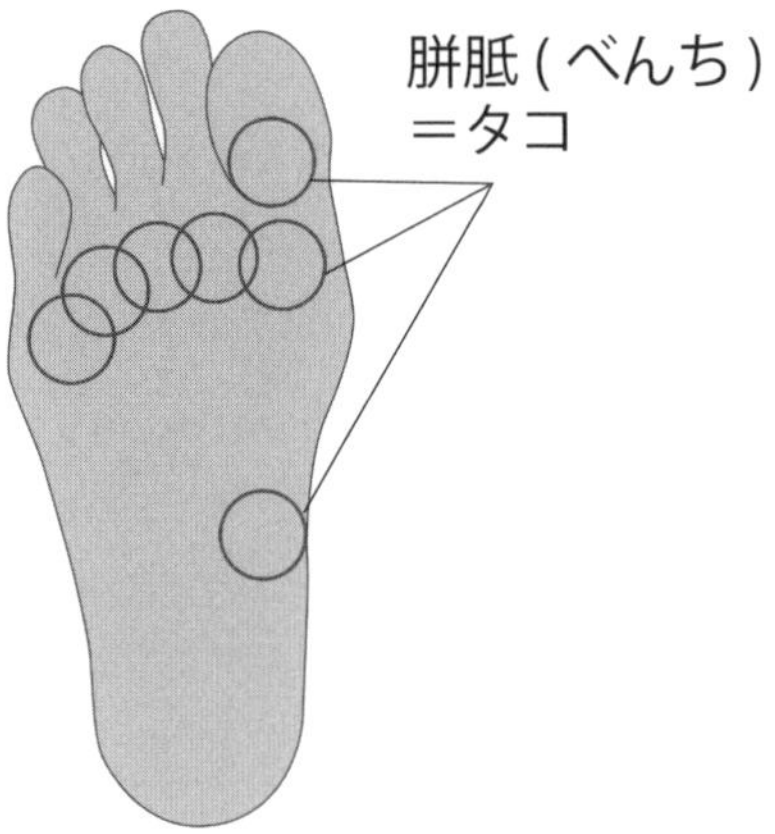

ウマチを疑います。

足からリウマチが発症する場合、最初に溶けていく部分は関節を構成している関節包が骨とくっついている部分と決まっています。そのため、関節の内部を覆っている滑膜に炎症が起きていないか、超音波検査やX線検査で確認し、さらに血液検査で抗CCP抗体、炎症所見(CRP)などをチェックし、リウマチか別の病気かを判断します。

◇見つかりにくい足の病変

足の関節が変形すると、痛いだけでなく、普通の靴が履けなくなったり、歩きにくくなったりして、日常生活に大きな支障をきたします。多くの人は「外反母趾が始まったのか？」と考えるようですが、気づかないうちにリウマチを発症していることもあります。

一方、リウマチ診療で足を診る場合、靴を脱いで靴下やストッキングも脱いではだしになる必要があります。

限られた診察時間では、なかなかそこまで手が回らず、手の診察はするけれども足は診ないということが起こりがちです。

靴下の中で足の変形が進んでいても、本人がよほどつらくならない限り、足の病変に気づくことができないのです。こうした状況があるせいか、大学病院や足のクリニックでリウマチによる足病変のある患者さんを診察すると、「ずっと悩んでいました。足を診ていただけて、うれしい」とよく言われます。

リウマチの活動性を判定する基準（DAS28）には、血液検査や自覚症状、痛みや腫れのある関節が28か所中いくつあるかなどの項目が含まれますが、この中に足の関節が一切含まれていないことも、リウマチの足病変を見逃す原因の一つになっているかもしれません。

◇チームで治療

東京女子医科大学膠原病リウマチ痛風センターでは、薬物療法、手術療法、リハビリテーション、フットケア、セルフケア

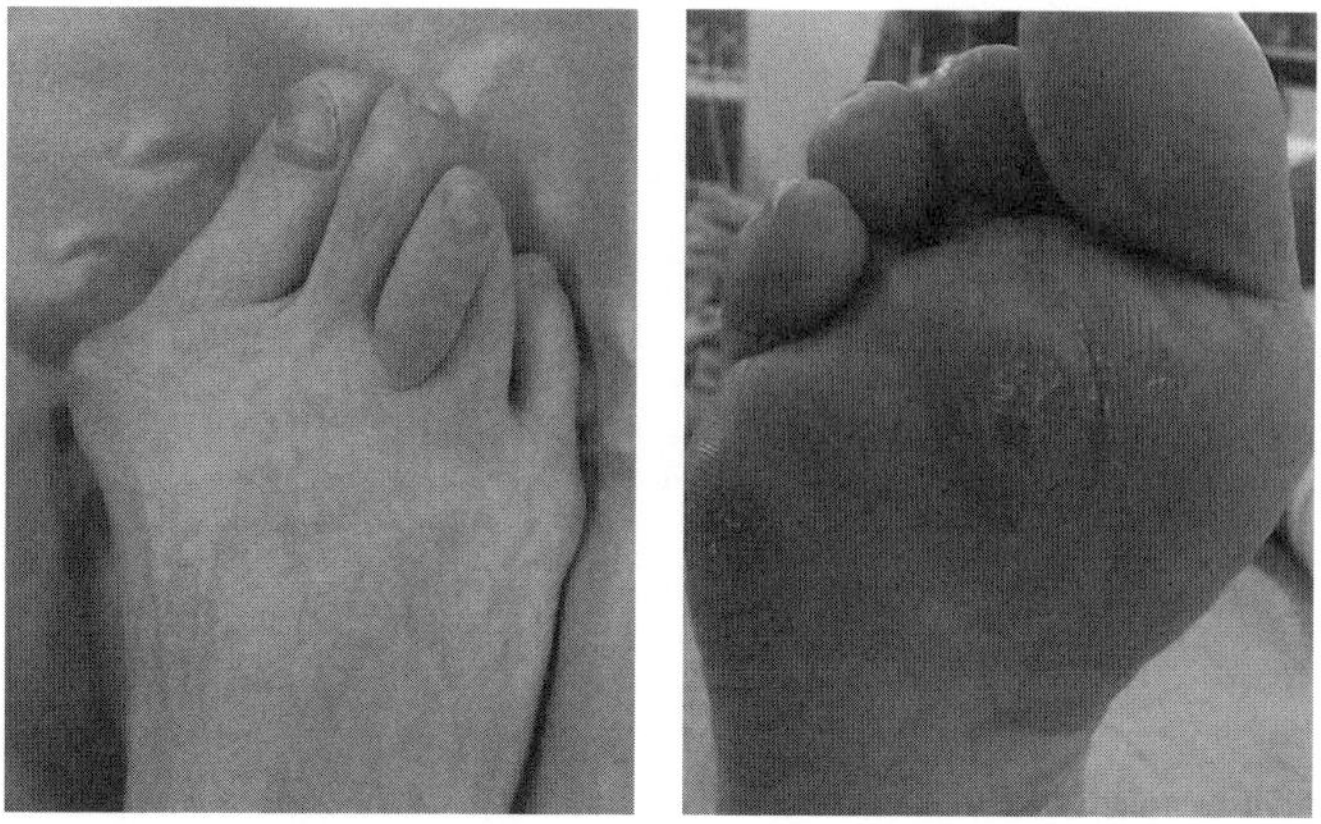

リウマチ足の症例。左は外反母趾で第3趾が脱臼している。右は開張足で真ん中と小趾側にタコができている。ここに激しい痛みが生じる。

指導といった、診療科や職種の枠をこえたチーム医療を行っています。

薬物療法には、非ステロイド系抗炎症薬（ＮＳＡＩＤ）、副腎皮質ステロイド薬、抗リウマチ薬（ＤＭＡＲＤ）、生物学的製剤（分子標的薬）があります。かつては、炎症や痛みを抑えることしかできませんでしたが、生物学的製剤の使用が開始された２００３年以降は、病気の進行や関節破壊を抑制することが可能になってきました。

足のタコがつらい場合は、専門的に削るなどのフットケア（リウマチ足ケア外来）を行いますが、すでに関節破壊が進んで変形が強い場合には、手術で形を整えます。手術に抵抗を持つ方も多いのですが、実際に手術を受けた患者さんからは、「スムーズに歩けるようになっただけで、気持ちが前向きになった」「普通の靴が履けるようになって、おしゃれも楽しめるようになった」などと大変喜ばれます。

リウマチで痛む足を最新手術で治す

日本のリウマチ足手術技術は世界最先端

【以下、矢野紘一郎医師談】

リウマチによる関節破壊の手術といえば、以前は膝関節や股関節といった比較的大きな関節に対する手術が主流でした。しかし近年では、薬物療法の進歩によって、進行を著しく抑えられるようになりました。その結果、これまではあまり気にならなかった足の変形を治し、より生活の質を高めたいという目的で足の手術を受ける人が増えています。手術法も10年前と比べると格段に進歩しています。そこで、足のリウマチ手術で代表的な、足指と足首、二つの手術方法をご紹介します。

◇足指の手術・関節温存手術で足指を動かす

リウマチで足の指が変形すると、普通の靴が履けない、指が重なりあって痛い、タコや傷になるなど、さまざまな不都合が生じます。リウマチの足の手術に関しては、日本が最先端の技術を持っており、世界をリードしています。

海外では、破壊された関節を切除することで変形を治す「関節非温存手術」が主流です。ただし、この手術法の場合、関節としての機能がなくなるため、歩くときに足の指で地面を踏み返すことができず、スムーズに前へ進むことができません。

これに対して、日本では関節の機能を残す「関節温存手術」を10年ほど前から積極的に行っています。薬物療法が劇的に進歩しているなか、腱や皮下組織を工夫して関節をできるだけ残す手術をすることで、より高い機能が維持できるようになっています。

◇針金で骨を固定

手術は全身麻酔か腰椎麻酔で行い、変形した骨を一部のみ切り、正しい形に整えます。

骨を切った後は1・2ミリ程度の細い針金を指先から刺して一時的に固定します。針金が指先から出ている状態で2週間、入院中は専用のサンダルを履いてかかとで歩きます。

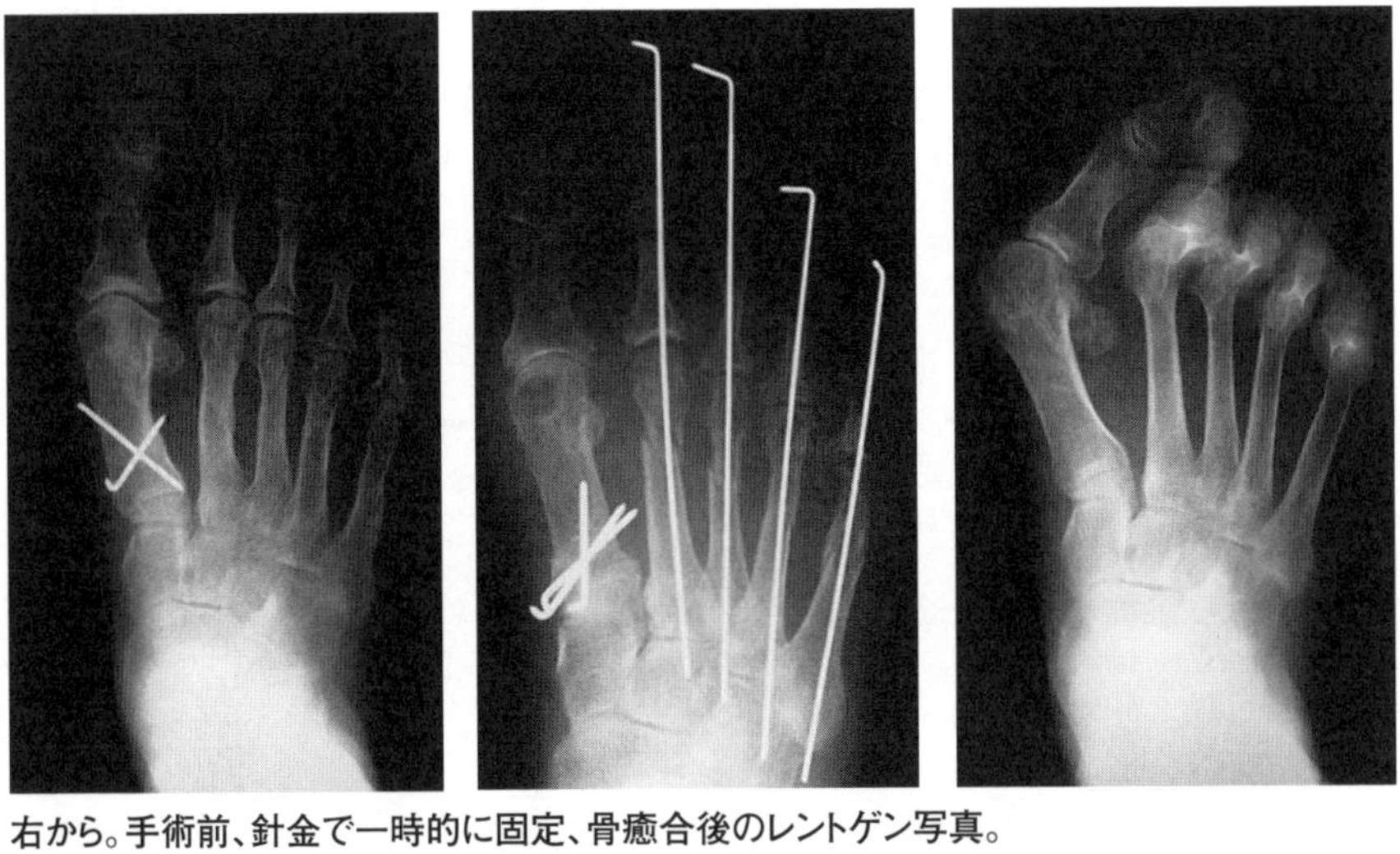

右から。手術前、針金で一時的に固定、骨癒合後のレントゲン写真。

見るからに痛そうに感じるかもしれませんが、針金を刺すときは手術中で麻酔がかかっている状態で行います。痛みを感じる神経は骨の周囲の骨膜の中にあり、針金は指先から刺さって骨の中を貫いているだけ。神経には触れていないため、多少違和感がある程度で痛みは感じません。

２週間後、ペンチを使って針金の先端をつまんで抜きとります。麻酔は不要で、刺さっていた部分の傷は何もしなくても数日でふさがります。

◇足首の手術１・足関節固定術

足首の関節にリウマチの障害が出ると、初期では足首が腫れてきたり、歩くと足首が痛い、しゃがみにくいなどの症状が表れたりします。進行して関節が破壊されてくると、足が傾いてしっかりと床を踏めなくなり、スムーズに歩くことが難しくなります。関節が完全に破壊され、足の側面を床に着けて歩くようになると、移動時の転倒など大きなリスクを伴うようになってしまいます。

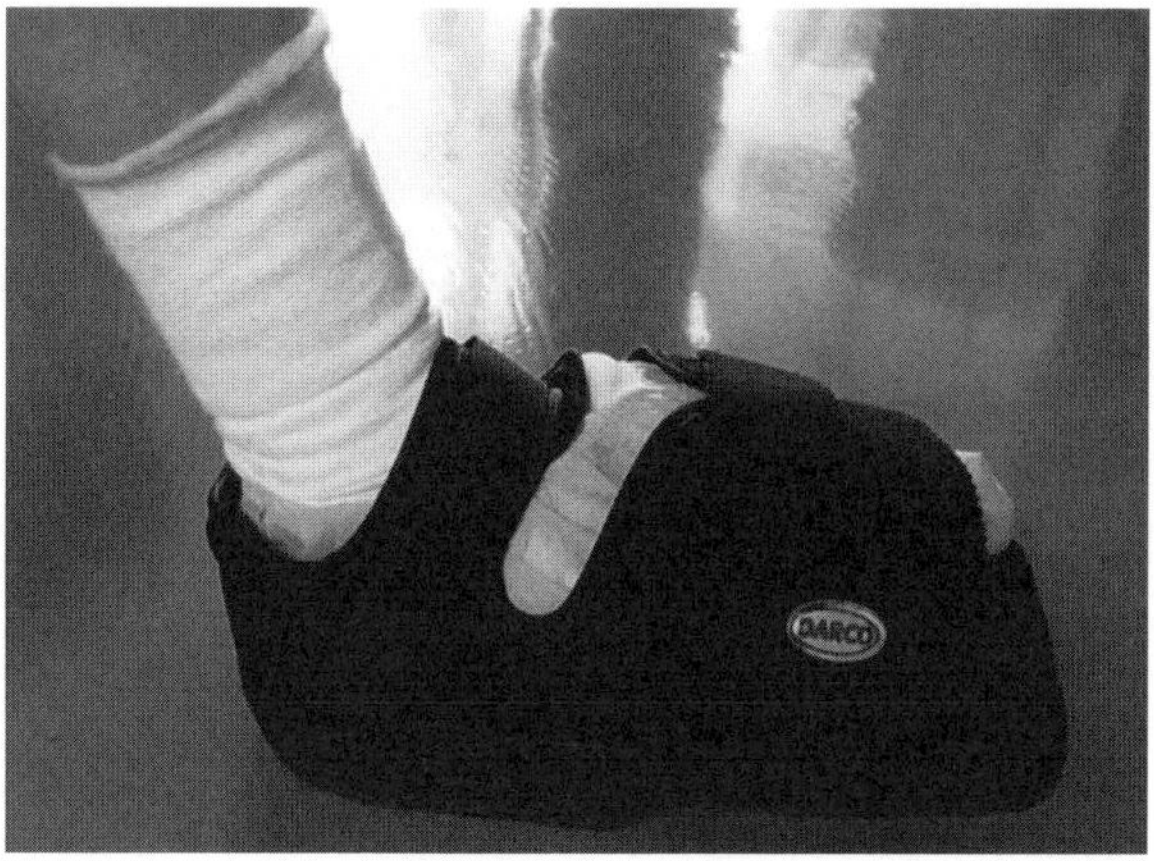

リウマチ足変形の手術後に使われるかかと歩行用のサンダル。

足首の手術をする場合、手術方法は足関節固定術か人工足関節置換術のどちらかになります。関節破壊の進んだ骨どうしが動いてこすれることで痛みが生じるため、骨を固定して関節を動かない状態にするのが足関節固定術、悪くなった部分を人工関節に置き換えるのが人工足関節置換術です。どちらの方法で対応するかは、変形の度合いや骨格のバランスなどを総合的に考えて判断します。

足関節固定術は関節を固定することで動きがなくなりますから、こすれるような痛みはなくなります。痛みから開放され変形も治るため、患者さんからは非常に喜ばれる手術です。

しかし、足首が90度で固定されてしまうため、階段を下りるときにつま先から下りられない、ブーツが履きにくいなどの不都合が生じます。

本来動くべきところが動かなくなるため、その動きは周りの関節が担うことになります。その結果、周りの関節に大きな負担がかかってしまい、その関節の破壊が悪化していく場合もあります。

◇足首の手術2・人工関節で足首の機能を回復

これに対して人工足関節は、足首の動きを残すことができるので、より自然な形での機能回復が可能です。ただ、膝や股関節の人工関節置換術と比べて症例数が極端に少ないため、この手術を行える病院や医師の数もかなり限られます。

一度破壊された軟骨や骨は自然に治ることはないので、手術の際は足首の距骨《きょこつ》（＝足首にある骨）と脛骨《けいこつ》（＝すねの骨）の間の悪いところを切り取ってチタンなどの金属でできた人工関節に入れ替えます。

こうすると関節の動きが残せるため、術後は健康な人と同様、スムーズに動けるようになります。他の関節への負担も減らせるので、関節破壊が付きまとうリウマチ患者さんの手術法としては、最も適していると言えます。

入院、手術も東京女子医大となり、人工足関節置換手術を行う場合、入院期間は4週間です。ただし、足首は小さな面積で全体重を支えているため、他の関節よりも強い負荷がかかる上、階段を踏み外したり、ひねってしまったりといった外傷が多く、手術後のケアやリハビリも重要となってきます。

リウマチ患者さんの足病変を専門的に診る医師は全国的にも限られています。もし、日常的に足の痛みや変形で不便を感じているなら、積極的に主治医に相談してみることをおすすめします。

◇リウマチ足のフットケア

手術で足の変形を完全に近い状態に治せた場合はよいのですが、その後の経過によっては別の関節が変形していくこともあります。また、手術を受ける決心がつかずに変形したままの足で日常生活を送っている人もいます。

足の変形があると荷重バランスの不均衡によりタコができて痛みますが、そのまま放置するとタコが皮膚を突き破って小さな潰瘍ができる場合があります。

リウマチの患者さんは普段から薬物療法で免疫力を抑制しているため、この潰瘍から細菌感染が起きたら一大事です。状態によってはリウマチ治療薬で寛解状態を維持できているにもかかわらず、一時的にそれを中止せざるを得なくなることもあります。リウマチの患者さんにとっては、足のちょっとしたけがでも大きなダメージにつながりかねません。

リウマチ足に対する医療的な介入の基本は病気そのものの早期治療と、二次的に起こる合併症の予防で、適切な靴選びやインソールの活用、定期的にフットケアを行うなどの、足への対策が重要です。

フットケア外来、特に「リウマチ足ケア外来」では、足にできたタコを削ったり、爪を切ったりすることはもちろん、手の変形により足の指の間を洗うことが困難なこともありますから、足を清潔に保つための指導なども行います。また、フットケアは月2回の保険診療が認められています。

痛風の原因はプリン体だけじゃなかった!?

痛風発作の予防にもインソールが役立つ

原因が足以外にある病気で、足が痛むこともあります。自己免疫疾患であるリウマチのほか、「痛風」もその一つ。文字通り、風が吹くだけで激痛が走る病気です。

クリニックを受診された痛風患者さんには、炎症が出ている場所の関節液を注射器で抜き、代わりにステロイド剤を注射して治療します。痛みがすぐに引く治療法ですが、一般的な病院では、あまり取り入れられていないようです。

痛風は尿酸値が高くなったことで、関節内で尿酸が結晶化。尿酸結晶を細胞が処理しようとすることで炎症が起きます。体重がかかって負担が大きい、冷えやすいため結晶化しやすいといった理由から、体の中でも足先に発作が出やすくなります。

プリン体のとりすぎや、尿酸をうまく排出できないことが原因といわれますが、患者さんを診ているとそうとも言いきれないと感じます。というのも、痛風発作を起こす患者さんは、「足の親指に負担がかかりやすい足構造」という共通項があるからです。

つまり、**足の構造が弱い人が高尿酸血症になった場合、痛風発作が起きやすいと考えられるのです。**

日ごろからインソールで足アーチを矯正するなどケアすることが、痛風発作の予防にもつながるかもしれません。

痛風

どんな病気？	血液中の尿酸値が高い状態が続くことによって、関節内に尿酸が結晶となって沈着し、急性関節炎（痛風発作）を引き起こす病気。
症状	足の親指の付け根が腫れて、激痛を伴う。
治療	●内科では、内服薬で尿酸値をコントロールしながら、痛風発作時は炎症を抑えて痛みをとる。 ●クリニックでは、炎症や痛みをとる治療として、関節液を注射器で抜き、かわりにステロイド剤を注射する関節腔内注射を行う。
アドバイス	痛風発作時は、基本的に安静にし、冷却する。予防のため、体内で尿酸へ代謝されるプリン体を多く含む食品や飲料は控えること。

関節リウマチ

どんな病気？	体の免疫機能の異常などによって関節に炎症が起き、痛みが出たり腫れたりして、関節が変形していく病気。
症状	初期は足の指の関節が痛む。進行すると関節が破壊され、歩行が困難になるほど大きく変形する。
治療	●リウマチの専門医では、リウマチの進行を止める薬が処方される。 ●クリニックでは、足の痛みや変形に対する治療として手術を行う。また、足を保護するための治療として、医療用インソールや靴などを使う。
アドバイス	リウマチは進行性の病気なので、早期発見・早期治療が大切。外反母趾と間違われやすいため、外反母趾の人は念のためリウマチ検査を受けておくといい。

第4章

爪のトラブル、これですっきり！

巻き爪はなぜ起きる？ 原因と正しい対処法を知ろう

足アーチの崩れが巻き爪を引き起こす！

足アーチが崩れると、足指の爪にもトラブルが起こります。

その代表が巻き爪や陥入爪《かんにゅうそう》でしょう。巻き爪は爪が内側に弯曲している状態、陥入爪は爪の脇に皮膚が食い込んで痛い傷ができて炎症を起こしている状態です。

日本人の10人に1人は巻き爪といわれていて、見た目は巻いているように見えなくても、指を押すと爪が食い込んだり、先が細い靴を履くと痛んだりする「隠れ巻き爪」「隠れ陥入爪」の人もいます。こうした人は、巻き爪の対処をしなければ、本格的な巻き爪へと進行していくでしょう。

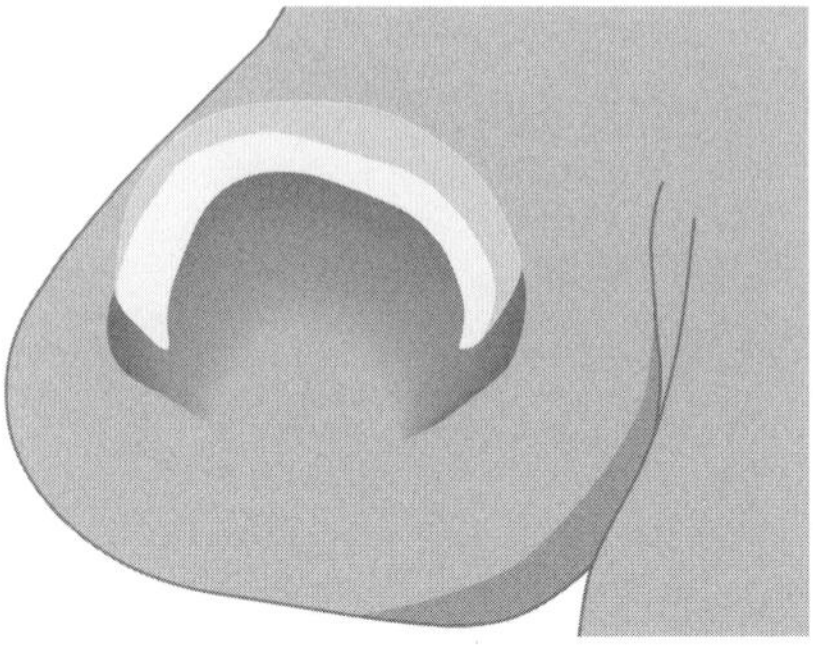

巻き爪は、爪が弯曲して周囲の皮膚に食い込んだ状態。

◇爪は巻きやすい構造をしている

そもそも、なぜ爪は巻いてしまうのでしょうか。

爪を切りすぎたからとか、先の細い靴を履いているせいといわれがちで、実際に受診した皮膚科で「深爪がよくないので、爪を切りすぎないように」、「指の形に沿って丸く切らず、爪が水平になるようスクエアにカットしてください」などと指導される人も多いようです。

それらは巻き爪を増長する要因であって、根本的な原因ではありません。確かにすでに巻いている爪を短く切れば、爪が皮膚に食い込み痛いでしょう。爪の角を指から飛び出させておけば、角は皮膚に当たりにくくなります。爪の切り方は痛みを回避する手段であり、深爪したから爪が巻くということはありえません。爪が巻くのは力学的な原因があるのです。

爪というのは、立ったり歩いたりして指の下側から爪の弧に対して垂直方向の力がかかることで、指に沿うようなゆるやかなカーブを保って生えてきます。足アーチが崩れて指にかかる力が片側にかかりすぎたり、力がかからなくなったりすれば、爪は巻いていく性質を持っているのです。また、伸ばし過ぎても巻いてしまうので注意が必要です。

爪が巻く原因1・扁平足、外反母趾

足は骨格構造とその力学的特徴から、アーチが崩れて扁平足になると、それに連動して親指が内向きに横回転してしまいます。このとき、指の下から爪の弧にかかる垂直方向の力の均衡バランスが崩れ、下側へ向いた爪は地面からの力で弯曲し、ねじれた皮膚は上へ向いた爪のほうに食い込んでいきます。ですので、こちらは「巻き爪」ではなく「ねじれた皮膚の爪食い込み」と表現できます。

加えて外反母趾の人は親指の関節が脱臼して人さし指のほうへ向いているため、爪は縦向きになったまま、弧の面が前を向くようになります。そうなると蹴り返し動作のときに爪の脇には大きな力がかかるようになり、より巻いてしまうのです。

外反母趾の人はほぼみなさん巻き爪なのですが、巻き爪であることと、炎症がある陥入爪であることは相関しません。親指の関節が完全に脱臼して地面に着いていなければ痛みは出ませんし、そもそも進行した外反母趾の人はせり出した部分に神経が巻き込まれて引っ張られるこ

巻き爪、陥入爪の主な原因

正常な爪

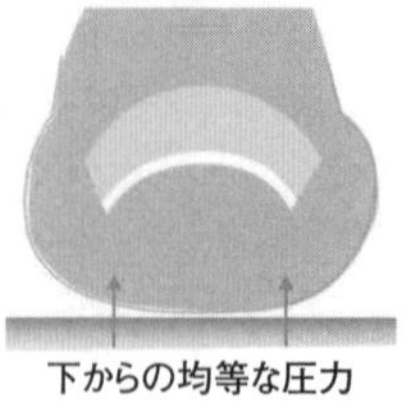
下からの均等な圧力

爪が巻こうとする力と、地面から指が押し上げられて爪が広がろうとする力がつり合うことで正常な形を維持している。

原因①

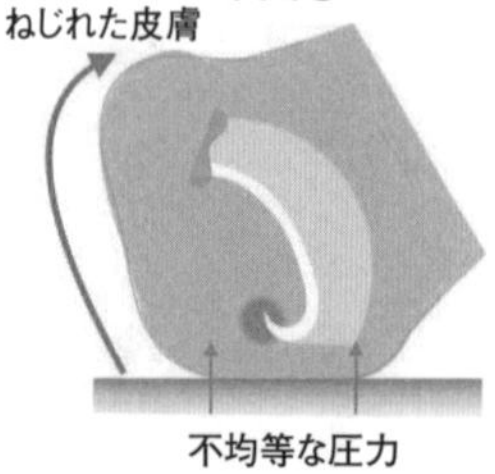
ねじれた皮膚
不均等な圧力

外反母趾や扁平足になると、親指が横回転し力の均衡バランスが崩れる。

原因②

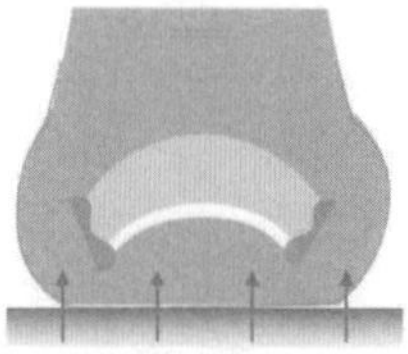
強い圧力

強剛母趾になったり、足首が固かったりすると、指先で踏み返しがち。強い力がかかる

原因③

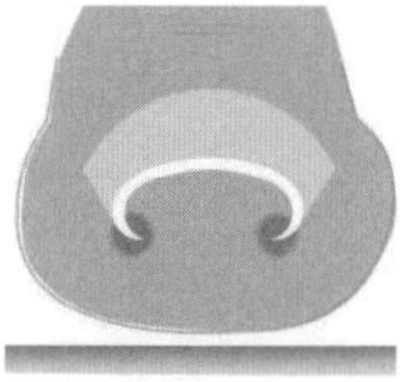
荷重がかからない

指が地面に着かずに浮いていると、下からの力がかからない。すると爪は巻きながら成長する。

とで親指の感覚が鈍くなっていることが多いからです。

爪が巻く原因2・強剛母趾

爪が巻こうとする力と、地面から垂直方向に爪の弧を押し上げてそれを広げようとする力の均衡バランスが崩れれば爪は巻いてしまいます。扁平足や外反母趾では、指自体が横回転することでこの均衡が崩れます。では指が回転しないまま、大きな力が爪の弧に対して垂直方向にかかるとどうなるでしょうか。このとき爪は巻かないのですが、押しつぶされた指の皮膚が爪の両側に向かって食い込んでいくことになります。

強剛母趾やもともと親指の関節が固い人がこれにあたりますが、もちろん爪は巻いていないので、巻き爪の治療を行っても症状は改善しません。ここのスタートラインを見誤ると治療がうまくいかないのですが、実際はかなり多く行われているようです。

爪が巻く原因3・浮き指

寝たきりの人や車椅子を利用している人の爪を見ると、みなさん巻いています。親指だけでなく、すべての指の爪が巻いていることもあります。ただし生活の中で歩く動作がないため痛みを伴わないことがほとんどです。

歩いているのに指が地面に着かない人もいます。このような状態を浮き指といい、足のアーチが崩れることと連動して指が浮いてしまいます。地面から爪にかかる力がなくなることで爪は巻いてしまうのですが、力がかからないので痛みもありません。では痛くないのであれば何もしなくてよいのかというと、そうではありません。履く靴によっては力がかかり炎症を起こしてしまうこともありますし、そもそもの崩れたアーチを放っておくことで、別のトラブルを引き起こすこともありますので注意したほうがよいでしょう。

爪が巻く原因4・足首や股関節が固い

巻き爪を初発する時期のピークは、大きく分けると中学1年生、高校1年生、社会人1年目と高齢者の4回あります。なぜ1年目なのかというと、そこには指定靴や履き慣れない靴が影響していて、社会人では立ち仕事などの業務内容も後押しします。中学1年生においては、急激な成長に伴う体重増加や部活動での強い物理的なストレスも関わってきます。

高齢になってから初めて巻き爪を経験する人も多くいます。それまで発症しなかったことを考えると、足やそれを取り巻く環境に問題があったとは思えません。ここでの大きな要因は柔軟性の低下で、特に足首と股関節です。足首が固くなればその分、親指に荷重がかかる時間が増え、股関節が固くなれば足を外側に向けて歩くようになります。そして無意識のうちに親指の内側へ強い力が集中して、結果的に痛みを生じます。

爪の厚さにも個人差があり、爪が厚い人は、より巻き爪になりやすい傾向があります。また、爪の幅が広めな人は、皮膚が爪に食い込んでいることが多く、爪が巻かない陥入爪（炎症を起こしている状態）を発症する可能性が高いでしょう。

巻き爪や陥入爪だと、無意識に親指をかばって歩くので、それが火種となって別の場所に違うトラブルを起こすこともあります。たかが爪と軽く見ず、早めに治療しておきましょう。

自分で選ぶ、巻き爪の治療
セルフケアから手術まで、治療法はさまざま

クリニックでは、足の爪だけを専門に診る医師も診察しています。巻き爪の手術法について、山口健一医師に教えてもらいました。

【以下、山口健一医師談】

爪のことで悩んだとき、どの診療科に行けばいいのか分からないという人が多いのではないでしょうか。一般的に、爪の診療は皮膚科の領域ですが、ひと口に皮膚科といっても、それぞれ得意分野が異なり、中には爪の治療にはあまり力を入れていない場合もあります。特に巻き爪や陥入爪の手術となると、専門外ということが多いようです。

巻き爪の主な原因は骨格構造とそれに伴う歩き方の異常です。皮膚科では骨の診察はしません。足の変形があったとしても、診断、治療せずに、靴の選び方を指導する程度で終わってしまいます。

骨の異常を治す診療科といえば、整形外科です。しかし、整形外科で爪を診ることはありません。

私の専門は形成外科ですが、大学で形成外科に入局した後、最初に巻き爪の手術方法を習いました。

おそらく形成外科医で巻き爪の手術をしたことがないという医師はいないでしょう。ただ、形成外科の専門医でも美容をメインにしているクリニックなどでは、巻き爪の治療を行わないところもあります。

このように、巻き爪や陥入爪の診療は、皮膚科、整形外科、形成外科、三つの診療科のはざまにあるため、一つの診療科だけを学んでいたのでは対応しにくいという問題があります。私自身、形成外科の知識や技術だけでは不十分だと思い、医学部を卒業した後で、皮膚科や整形外科の勉強をし、フットケアの専門学校に通って、資格も取得しました。

クリニックにたどり着くまで、「ずっと何科にかかればいいか分からず困っていた」「深爪に注意しながら、軟膏を塗り続けていた」という患者さんも多くおられます。中には、爪を矯正するサロンに通い、毎月1万円かけてワイヤの爪矯正を続けたという方もいらっしゃいました。

けがなどが原因で巻き爪になった場合は1回の治療で解消することもありますが、前述したように巻き爪の原因は足の骨格構造の崩れです。一度解決しても、骨格構造のゆがみを解消しない限り、次に生えてくる爪も巻いてくるのです。

◇日常生活に不具合がなければ爪の切り方に気をつける

ひと口に巻き爪といっても、その状態によって最適な対処法は異なります。

今まで、医療機関で治療を受けても、さまざまなケアグッズを試してみても、うまくいかなかったという人は、まず自分の爪の状態を客観的に知ることが大切です。

爪が巻いていたからといって、必ずしも治療が必要なわけではありません。爪が巻いた状態でも、日常生活に支障がなければ、爪をきちんと切るなどのセルフケアで十分でしょう。

その場合、切りすぎると爪が伸びてくるときに皮膚に食い込みやすくなるので、先端を平らにして角を少しだけ落とすスクエアオフに整えます。

巻いている状態の爪を切るのは難しく、爪の脇を残してしまいがちです。すると、残った爪がトゲのように皮膚や肉に刺さり、そこから感染を起こし膿んでしまうこともあります。

一発で切ろうとすると、爪が割れてしまうので注意。端から少しずつ切りましょう。爪が硬くて切りにくい人は、ニッパー型の爪切りを使うのもおすすめです。

自分でできない場合は、医療機関で切ってもらうのも手。「わざわざ爪を切ってもらうなんて」と思うかもしれませんが、自分ではどうすることもできない巻き爪のケアを行うことも、医療機関としては重要な役目のひとつです。

◇ワイヤフックで矯正するVHO

痛みがなくても、巻いた爪ではペディキュアもできないし、サンダルを履くのも恥ずかしい、プールや温泉で素足になるのが嫌だ、など見た目が気になる場合もあるでしょう。その場合は、ワイヤフックを使った矯正（ＶＨＯ）が適しています。

【VHOのやり方】

（1）爪の状態を観察します。爪が分厚くなっている場合は矯正しづらいため、爪の表面を全体的にグラインダーで削り、爪本来の厚みにします。

（2）特殊な金属でできた針金でフックを作り、爪の両端に装着します。ワイヤフックの長さや厚みは、その人の爪に合わせて作ります。クリニックでは、あらかじめいくつかのパターンで作り置きをしています。こうすると、装着するときに微調整するだけでいいので、治療時間の短縮になります。

（3）爪の両端に装着したフックに、矯正用の針金を通し、ねじり寄せるようにして巻き上げます。左右のフックを巻き上げることで、テコの力が加わり、爪が平らになってきます。このとき、ワイヤが爪に食い込まないよう気を付けます。

（4）ワイヤを巻き上げ終えたら、余分なワイヤをカットします。

（5）切りっぱなしの状態だとワイヤの端が靴下やストッキングに引っかかってしまうため、ジェルネイルに使用するレジンを爪の表面のワイヤの上に乗せ、硬化用のブルーライトを20秒ほど当てて固めます。

（6）固まったジェル表面のベタつきをアルコール綿で拭きとり、ワイヤがきちんとカバーできていることが確認できたら終了です。

VHOの手順

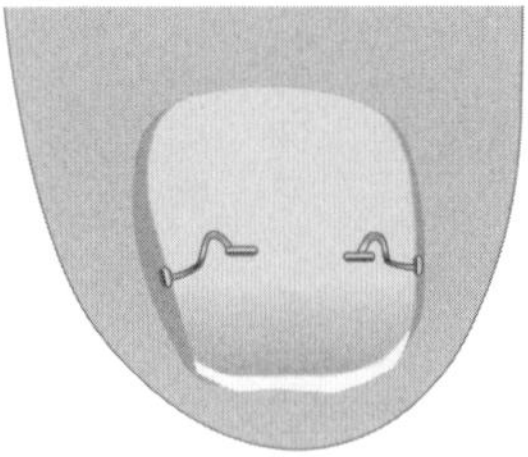

❶ワイヤを取り付ける
爪を正常な厚さに削った上で、針金でできたワイヤフックを取り付ける。

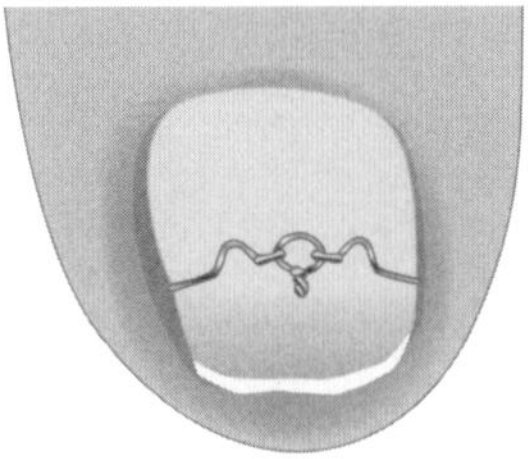

❷ワイヤを巻き上げる
針金をねじり寄せるように巻き上げて、爪を平らな状態に維持する。

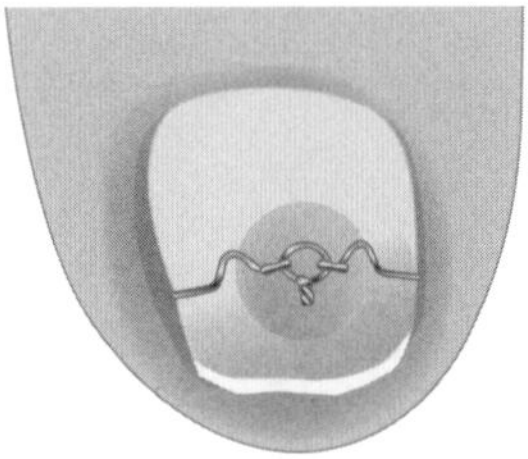

❸表面を整える
ワイヤが引っかからないように、ジェルネイルを固める要領で滑らかにする。

ＶＨＯを装着した場合、２か月後の診察まで自分で爪を切ってはいけません。爪が伸びたらワイヤを付け替えます。２～３か月ごとの受診で２回付け替えたら終了です。

ＶＨＯは保険適用外なので自費となり、クリニックでは１万３０００円です。また、医療機関以外のところでも行っていますが、金額もまちまちです。

【VHOの注意点】

巻き爪による痛みがある人でも、爪の脇に傷ができていなければVHOで対応できます。ただし、傷による炎症が起きて肉芽《にくげ》ができている場合は、巻き爪ではなく陥入爪の状態なので、まず飲み薬や軟こうで炎症を抑え、傷の原因になっている爪の不要な部分を取り除きます。炎症が治まれば、VHOで矯正する方法を検討します。炎症が長引いて痛みが続く場合は、外科手術を考えます。

◇セルフで矯正するネイル・エイド

VHOはクリニックやネイルサロンで施術してもらう必要があります。時間や費用をかけたくないという人は、市販の矯正器具を使用することも選択肢のひとつです。

おすすめは「ネイル・エイド（一般医療機器 クラスⅠ）」という製品です。巻き爪を専門に治療する埼玉医科大学病院形成外科の簗《やな》由一郎医師が、忙しい外来の中で、巻き爪の治療に時間がかかり過ぎること、自費診療のため患者さんの費用負担が大きいことなどから、自ら開発した製品です。ネット通販での購入が可能で、何回でも繰り返し使うことができます。自分では装着できないという人は、取り扱い医療機関で装着してもらうことも可能です。

症状が軽度、もしくは再発予防などであれば試してみるのもいいでしょう。

◇手術を検討したほうがいいケース

必要のない手術は避けなければなりませんが、手術をしたほうが生活の質が大幅に高まる場合もあります。積極的に手術をしたほうがよいのは、

（1）巻き爪で痛みがあり、ワイヤ矯正（ＶＨＯ）を何度か行ったものの、再発してしまった

（2）爪の脇に傷ができて炎症が起きている陥入爪で、飲み薬や軟こうで炎症を抑えても、痛みが2か月以上続く

（3）指の幅に対してもともと爪の幅が広い形態で、爪の脇に炎症を繰り返すなどのケースです。

次項では、巻き爪、陥入爪の手術について詳しくお伝えしましょう。

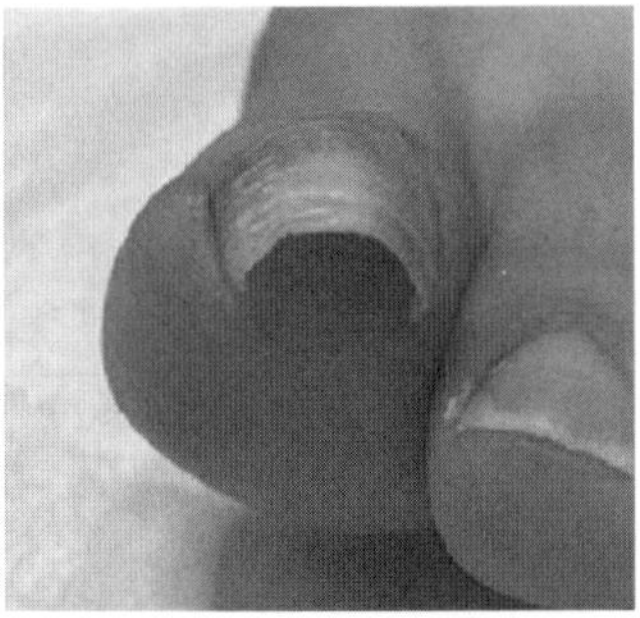

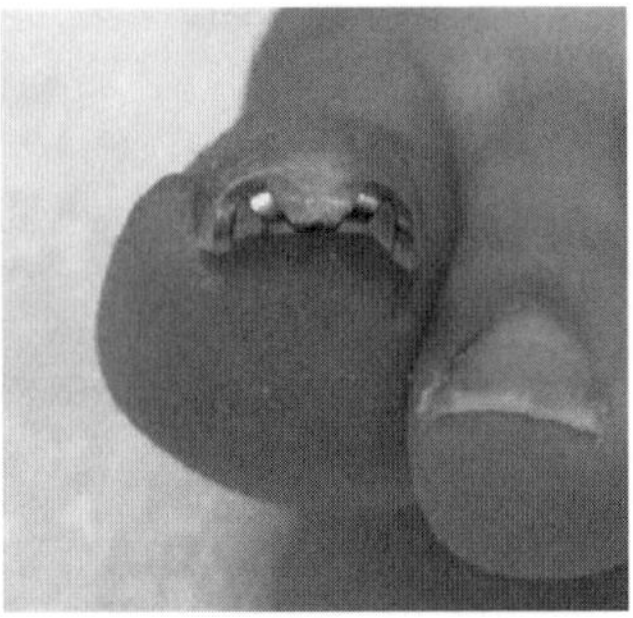

ネイル・エイドを装着することで、巻き爪を矯正できる。

日帰りでできる巻き爪、陥入爪の手術

処置時間わずか10分で手術できる

【以下、山口健一医師談】

巻き爪や陥入爪を治したいけれど、できれば手術は避けたい――と思っていませんか?「とても痛そう」「何週間も入院しなければならない」「術後は車いすが必要」「普通に歩けるようになるまで何か月もかかる」……。

こんなイメージを持つ人も多く、過去にそうした経験をしたという話を患者さんから直接聞くこともあります。さらには、「手術を受けたら爪が細くなってしまった」「手術したのに痛みが消えない」「何度も手術を繰り返している」など、残念な体験談もときどき耳にします。

巻き爪や陥入爪の手術は、日帰りでできますし、入院して仕事や学校を休む必要もありません。麻酔の方法を工夫すれば、痛みは最小限に抑えられます。実際、手術をした人からは「こんなことなら、もっと早く手術すればよかった」と言われます。昔と比べて治療法は格段に進歩していますので、手術に対する古いイメージを払拭していただけたらと思います。

◇日本で最も普及している手術方法「フェノール法」

クリニックで行っている巻き爪、陥入爪の手術についてご説明します。手術方法は日本で最も普及しているフェノール法という方法で行います。フェノールは、以前消毒薬として使われていた薬品で、高校生の化学の授業にも登場します。

指の付け根に麻酔の注射をして、巻いている爪の端を根元まで切除し、その部分から新たに爪が生えてこないように、爪になる前段階の爪母《そうぼ》細胞をフェノールで焼いてしまいます。入院の必要はなく、外来で行う日帰り手術で、所要時間は約10分です。

【爪切り、爪削り】

伸びすぎた爪や分厚くなった爪の状態のまま手術をすると、繊細な手術の妨げとなるため、手術前に爪切りと爪削りを行います。

【爪の幅を決める】

手術前の段階で、爪のどの部分をカットし、どこまでを残すか、幅を決めておきます。爪の切除範囲は、あまり取り過ぎると爪が細くなり過ぎ、見た目が悪く、後戻りできないので、巻いた爪が下に向かっている部分、1・0～1・5ミリくらいの幅にとどめます。元に戻すことはできないので、この事前の準備は細心の注意を払って入念に行います。

【局所麻酔をかける】

指先に麻酔をかけると聞いただけで痛いイメージを持つ人が多いですが、工夫すれば、ほとんど痛みは感じません。まず、指の付け根の皮膚の表面に冷却スプレーをかけ、一瞬感覚を鈍らせます。その部位に針を刺し、麻酔薬を注入して、指全体をしびれさせます。痛みを感じるのは針を刺すときではなく、麻酔薬を注入するときなので、一気に勢いよく入れず、細い針を使って時間をかけてゆっくり入れるようにしています。

足の裏側は痛みを感じやすいですが、足の甲は痛点が少なく、場所を慎重に選べば、ほとんど痛みを感じません。自分の指でいろいろ試してみて、見つけ出した方法です。

【余分な爪をカット】

巻き爪治療専用の小さいハサミを縦に入れ、切り取る部分のパーツを分け、巻いている爪の不要な部分を根元から丁寧に、必要最小限カットします。

フェノール法

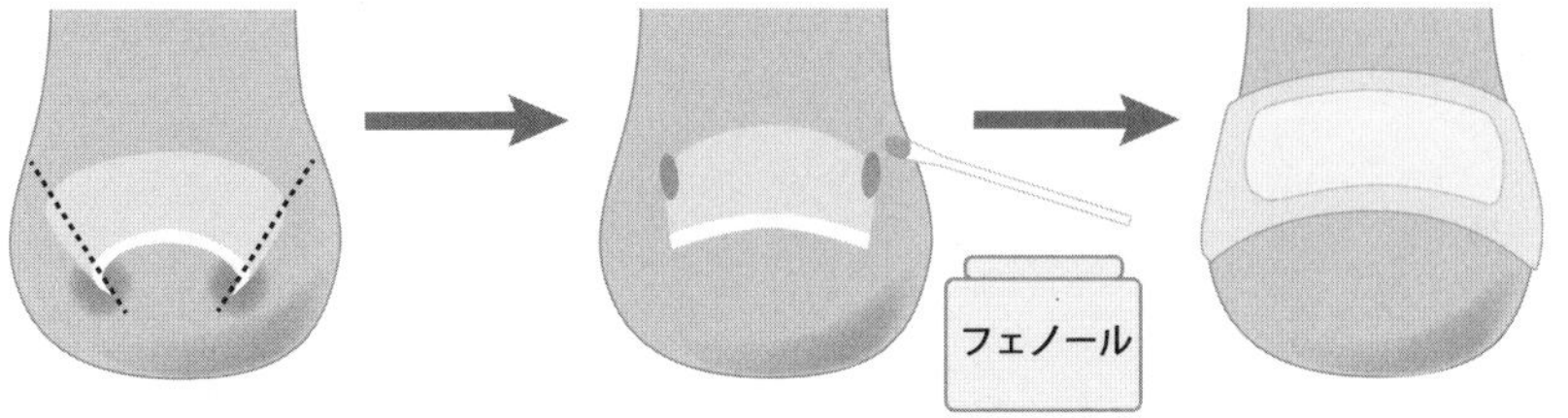

爪を削除　　フェノールの塗布　　患部を保護して終了

【爪母細胞を不活化】

フェノールを綿棒に含ませ、爪の根元の下にある爪母細胞に塗布して不活化させ、そこからは爪が生えてこないようにします。このとき、フェノールをしっかりと爪母に押し付けることが重要です。

【仕上げ】

ステロイド薬のローションを含ませたガーゼを傷にあて、出血が止まったのを確認してからばんそうこうを巻きつけます。

手術後の経過観察として、翌日あるいは翌々日に外来受診していただきます。そのときガーゼを取り除き、洗浄した後、ステロイドのローションをばんそうこうに塗布して、傷に貼りつけます。

術後1週間はシャワーのみOK。プール、温泉など長時間水につかるものは2週間、スポーツも2週間を目安に控えるようにします。通常の靴下や靴は履いても問題ありません。

陥入爪の痛みのため、半年間サッカーができないというサッカー少年が受診しました。近くの皮膚科に半年通って、液体窒素で患部を焼いたり、抗菌薬の軟こうを塗ったりしてもよくならずに困っていたそうです。

部活動に半年も参加できないのは、とてもつらいことでしょう。保護者は手術をすると爪が狭くなるなど、悪いイメージを持たれていたようでしたが、説明を納得してくださり、手術を受けていただけました。結果的に術後1週間でサッカーの練習に参加できるまで回復しました。

回復のスピードには個人差があるので、誰でも術後1週間でスポーツができるわけではありませんが、少なくとも術後半年も部活ができないということにはなりません。早めに手術に切り替えたほうがよい典型例でした。

◇治療経験の豊富な医師を選ぶ

巻き爪・陥入爪の手術は、医師によってやり方がずいぶん違います。「手術は失敗すると、こうなります」と極端な写真を見せて、テーピングをすすめるところもあると聞きます。確かに巻き爪や陥入爪の手術は繊細な手技を必要とするため、医師によって得手不得手はあるかもしれません。症例を積み重ねることで、さまざまな経験を増やし、患者さんから一つひとつ学んでいくしかないのです。

1000人、2000足診れば、どんなケースにも対応できると思います。手術を受けるときは、そのクリニックのホームページなどで巻き爪や陥入爪の手術に熱心に取り組んでいるかどうかを確認してから行くといいでしょう。

患者さんの状態をきちんと見極め、複数の治療の選択肢を提示してくれることが大切だと思います。

治療後もインソールを使おう

根本原因を解消しなければ巻き爪は再発する

巻き爪や陥入爪は、ワイヤで矯正して爪が平たんになったとしても、根本原因を取り除かない限り、ワイヤを外せば爪はまた巻いてきます。

巻き爪の根本原因は、爪が巻こうとする力と、地面から垂直方向に爪の弧を押し上げてそれを広げようとする力の均衡バランスの崩れです。

これを放置したままでは、せっかく矯正して平たんになっても、必ず戻ります。3か月で元に戻る人もいれば、半年、1年半かけてゆっくり戻る人もいます。足治療の先進国・アメリカでは巻き爪に対して、爪の矯正だけという選択肢はほとんどありません。

たとえ手術して巻き爪が治った場合でも、足のアーチの崩れをそのままにしておけば、他の足のトラブルが起こる可能性があります。

ワイヤ治療だけでなく、手術を受けた患者さんにも、今後のことを考えてインソールを使って足裏のアーチをサポートすることをおすすめしています。

◇巻き爪の再発を防ぐには靴の見直しが必要

再発させないためにはインソールのほか、靴の見直しも必要です。とはいえ、ファッション性の高い靴が絶対に履けないわけではありません。

自分の中で最も足に負担のかからない基本的な状態とはどういうものかを理解した上で、親指に負担のかからない正しい歩き方を身につける、必要な筋力や各関節の柔軟性を維持していくといったことが、足元のファッションを楽しみながら、巻き爪、陥入爪を根治させる道のりと考えるべきでしょう。

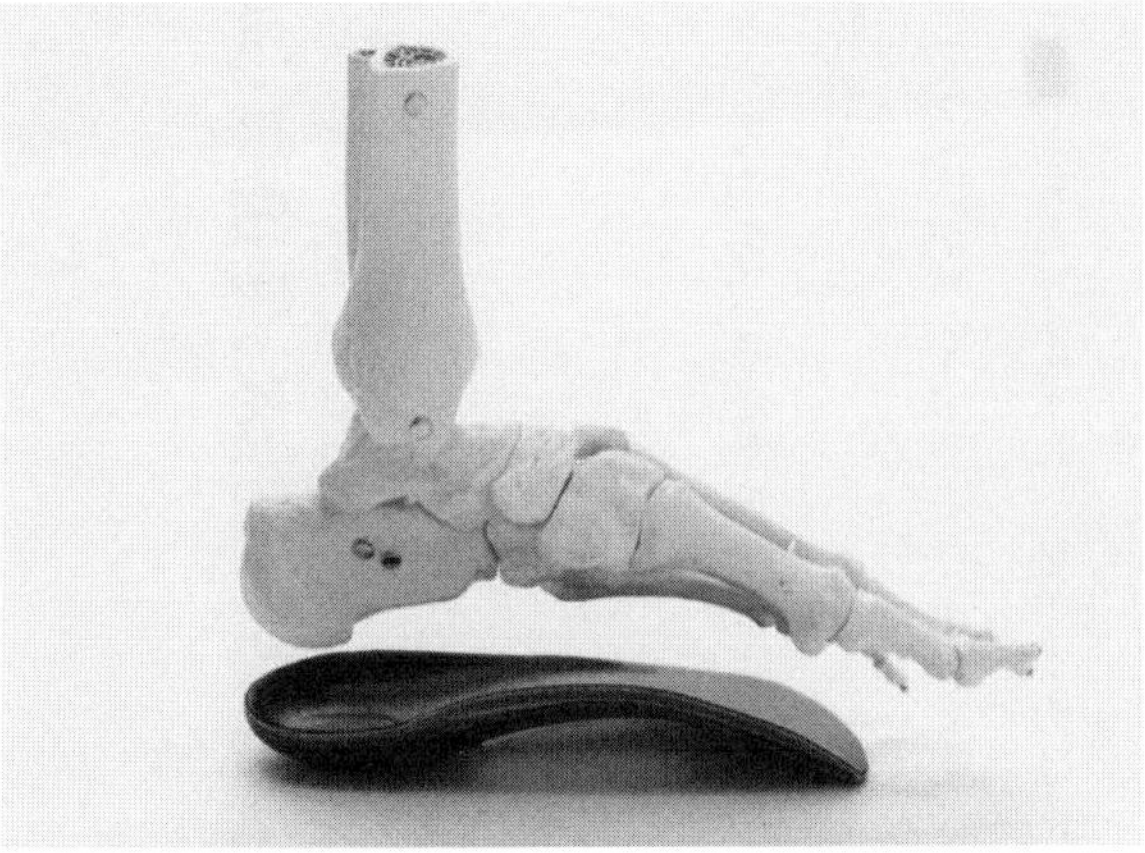

形が崩れてしまうような軟らかい素材では、足の骨格をしっかりと支えられないので、硬い素材で形が崩れないインソール選びが大切。

まだまだある、爪のトラブル

爪甲肥厚・重複爪・爪白癬の原因と改善法

◇爪が厚くなる爪甲肥厚《そうこうひこう》

爪のトラブルは、巻き爪と陥入爪だけではありません。

次に多いのは、爪が厚くなってしまう「爪甲肥厚」です。爪は、かかる力の大きさと向きによって厚くなるという特性があります。根本原因は、やはり足の骨格構造のゆがみ。

足アーチが崩れて指先が引っ張られ、そこへ靴による圧がかかることで爪が厚くなってくるのです。外反母趾や強剛母趾、ハンマートゥなどの足指の変形が引き金になることもありますし、足アーチは正常でもキツい靴やつま先の細い靴を履き続けることでもなります。

改善方法はインソールで足アーチを正しく支えること。症状が軽ければ、これだけで正常な爪が生えてきますが、ひどい場合には麻酔をして爪を薄く限界まで削り、爪が軟らかくなるよう薬を3～6か月塗って治療することもあります。この場合でも、足アーチが機能しなければ再び厚い爪が生えてくるので、基本的にはインソールの使用とセットで治療していきます。

◇爪がでこぼこになる重複爪《じゅうふくそう》

爪がでこぼこになる重複爪は2枚爪ともよばれます。

爪の根元だけが抜けて、本体は皮膚についている状態です。このまま新しい爪が生えてくると、古い爪を下から押し上げるのですが、そのとき古い爪が邪魔になるため成長が止まります。すると、根元が再び抜けて、また新しい爪が古い爪を押し上げながら生えてくるという連鎖が発生。結果として表面がでこぼこになった厚い爪になります。

指先にものを落とすなど、外傷によってなることもあれば、足アーチの崩れが原因で慢性的に爪に負荷がかかることでなる場合もあります。

一番下の新しい爪を残して、古い爪をすべて取るのが、重複爪の連鎖を止める治療法になります。

◇爪にできる水虫「爪白癬」

足にできる水虫は白癬菌という菌に感染することで起きます。水虫＝足指にできるものだと思いがちですが、そうとは限りません（足指の水虫に関しては139ページを参照）。爪にできる場合もあります。

足指の水虫は市販もしくは処方外用薬の塗布、あるいは抗真菌作用のある市販の石けん「コラージュフルフル（持田ヘルスケア）」などを使って洗うことでよくなりますが、爪に対しては浸透しにくいので、できたときは少々やっかいです。抗真菌薬を大量に飲む「パルス療法」という方法もありますが、年齢制限もあり、副作用も懸念されます。

今は「エフィコナゾール」という爪に浸透しやすい爪水虫専用の処方薬が登場したので、かかりつけ医などでこれを処方してもらうよう頼むのもよいかと思います。

クリニックの場合、麻酔をした上で爪の99%を削り、残りの1%の爪にエフィコナゾールを塗る治療法を用いています。ただ、それでも限界があるので治癒する可能性が低い爪に対しては、麻酔をして根本から抜き、その後はきれいに伸びてくるよう定期的なケアを行っていくこともあります。

ちなみに、クリニックでは行っていませんが、白癬菌をターゲットにレーザーを照射するレーザー治療もあります。この治療を受けられる医療機関は少なく、自費診療になりますが、効果的な治療法といえるでしょう。

爪が食い込む痛みから20年ぶりに解放された!

爪甲肥厚・重複爪の治療体験談

爪トラブルは足のアーチ崩れが原因であることを、ご理解いただけたでしょうか。クリニックでは爪のトラブルに対してどんな治療をするのか、爪が分厚くなる爪甲肥厚と、爪がでこぼこになる重複爪で受診した40代女性Aさんの治療をご紹介しましょう。

以下はAさんがクリニックを受診するまでの経過です。

▼20代から巻き爪に悩まされ、皮膚科を受診して、食い込んだ爪をニッパーで切ってもらう。
▼ネイルサロンで爪のケアをするようになるが、高額で、忙しかったこともあり、サロンに行きそびれることも。爪が伸びていたタイミングで、つまずいて転倒。爪が根元から折れてしまう。
▼その後、爪が長く伸びなくなり、でこぼこに分厚くなって、皮膚に食い込むように。
▼近所の皮膚科を受診したところ、爪と皮膚の間に細いピンセットで脱脂綿を詰めるよう指導される。
▼その通りに脱脂綿を詰めると一瞬、痛みが楽になるが、靴を履くとすぐに外れてしまい、長続きせず。
▼別の皮膚科で、足のアーチがつぶれているので、床に広げたタオルを足の指先で手繰り寄せる「タオ

ルギャザー運動」をするように言われる。しばらく続けるも、指の動きがよくなった程度で、爪の状態は変わらず。
▼ネイルサロンで分厚くなった爪をやすりで削ってもらっていたが、削り過ぎて穴が開いてしまったことも。

クリニックを受診されたときには、両足の親指の爪が皮膚からほぼ浮いていて、分厚くなった爪の両端が指に食い込んでいる状態でした。指先を押さえて踏み込む力をサポートするという爪本来の役割を果たしていないばかりか、爪そのものが痛みの原因になっています。そこで、麻酔をして一部の爪を取り、形を整えることにしました。

治療中も治療後も痛みはないことを説明すると、「長年の痛みから解放されるなら」と納得いただき、治療に取り掛かりました。

まず親指の根元に冷却スプレーをかけて表面の感覚を奪ってから、親指につながる神経を麻痺させる注射（神経ブロッ

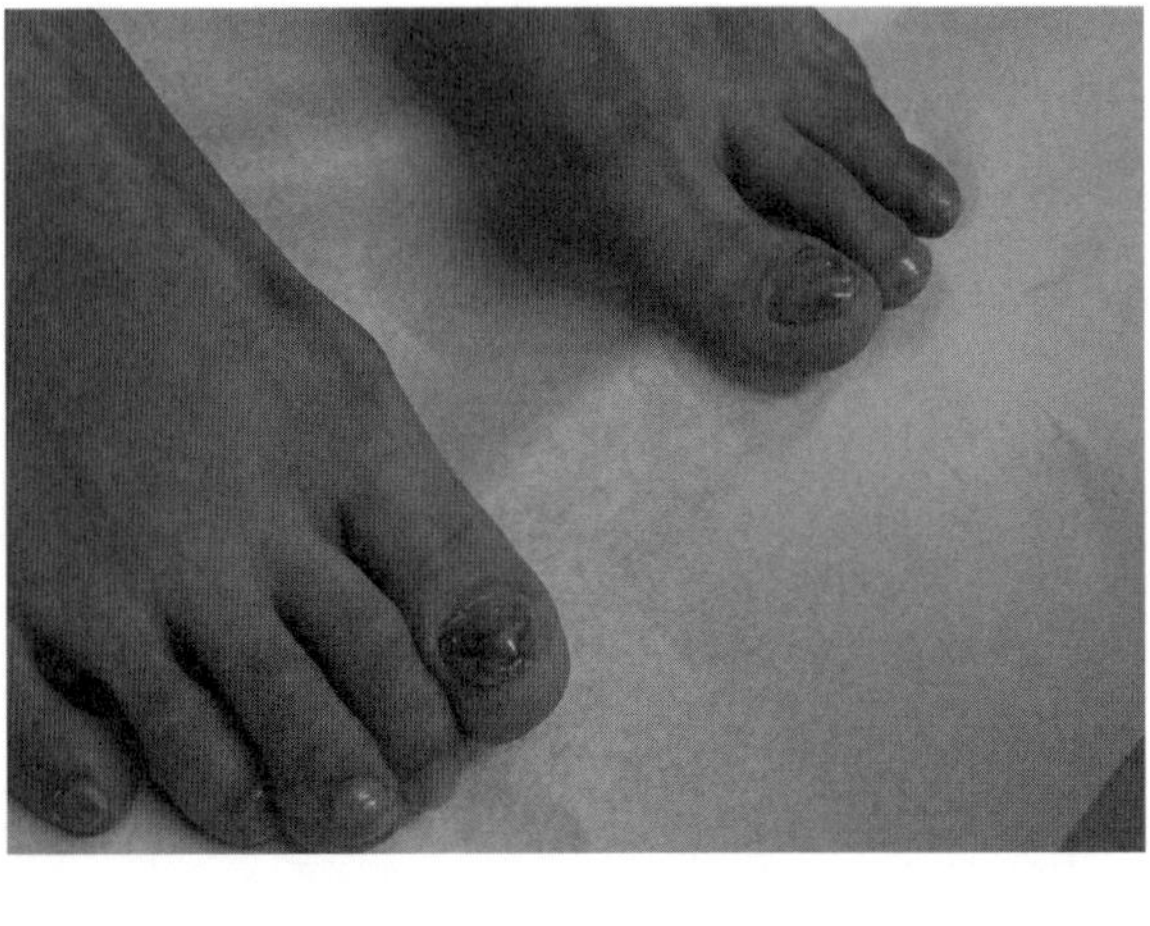

治療前のAさんの爪。親指の爪は皮膚から浮き、両端が皮膚に食い込んでいる。

ク麻酔）をします。指の先端に直接、針を刺すと、とても痛いので、このような麻酔法を行います。

数分で**麻酔が完全に効いたところで、浮いた爪を切り、残った部分を、根元ぎりぎりまで、爪専用のグラインダーで削ります。完全にではなく、皮膚とくっついている部分（爪が生える場所の半分くらい）を残し、可能な限り薄く処置しています。**

指に食い込んでいた爪も除去。1時間後に麻酔が切れることを説明して、治療は終了。

麻酔をかけるまで恐怖で顔を覆っていたAさんですが、「本当に全然痛くないんですね」とホッとしていました。麻酔が切れた後も、痛みを感じることはなかったそうです。

手術当日の入浴も可能で、運動制限もありません。爪の生えていないところの肉が盛り上がってしまうと、爪が伸びる邪魔になるので、肉の部分をテープで押さえるよう指導しました。

半年から1年程度で、薄くきれいな爪が先端まで到達す

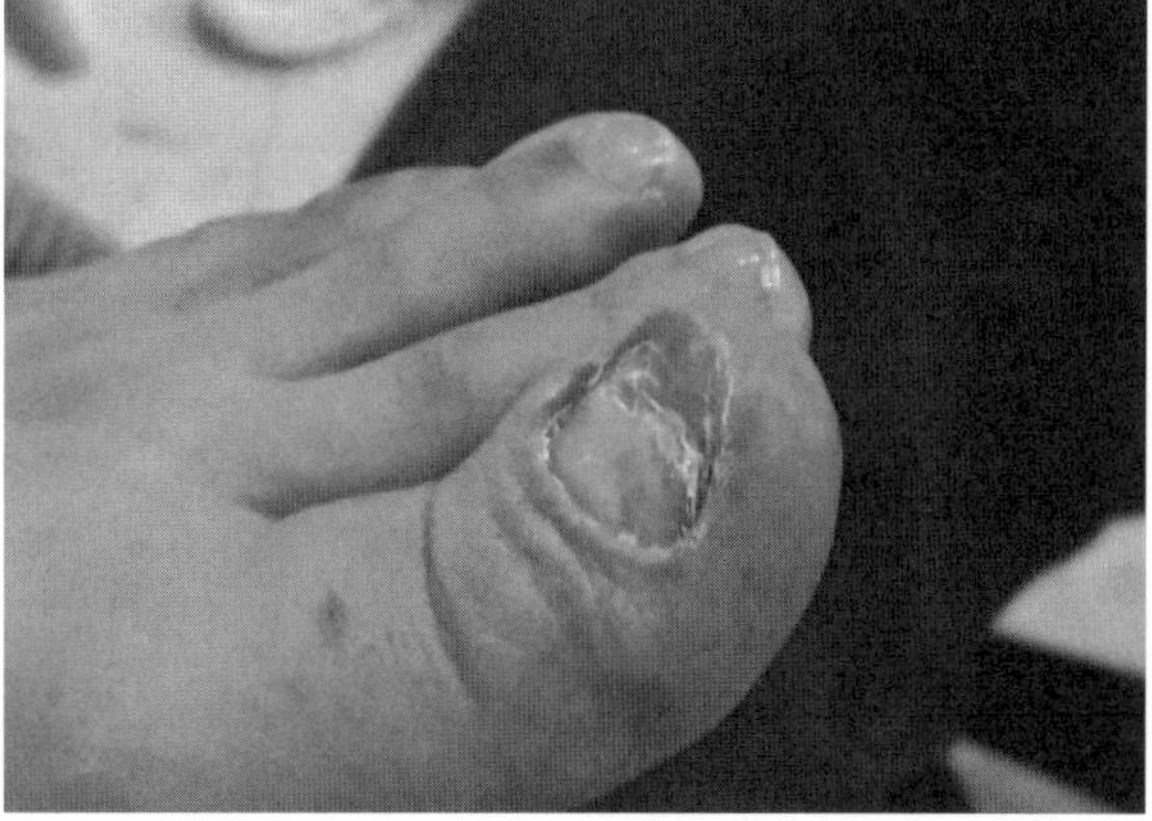

治療後の爪。半年〜1年後には、先端まできれいに生えてくる。

る見込みです。Aさんは、そのままストッキングとパンプスを履いて帰宅されました。

そして、爪が食い込む痛みから20年ぶりに解放された、と大変喜ばれました。

足の痛みでつらい思いをしてきた患者さんに喜んでもらえるとき、クリニックを開業して本当に良かったと、いつも思います。

第5章

硬くなった足の皮膚・水虫を治す

なぜ人さし指の付け根にタコ・ウオノメができやすいのか

足アーチが崩れタコ・ウオノメができるわけ

クリニックには、タコ・ウオノメで受診する人も多くいます。大した問題ではないように思われがちですが、さまざまな足トラブルの初期症状であり、できる場所によっては重要なサインが潜んでいることもあります。

タコやウオノメをやすりで削って一時しのぎをしている人もいるかと思います。硬くなった皮膚を溶かす貼り薬（スピール膏、イボコロリ、ウオノメコロリなど）や、歩くときに当たって痛くなるのを防ぐ保護パッドなど、ドラッグストアに行けば、さまざまなケアグッズが売られています。あれこれ工夫しても、また同じ場所にできて、困っている人が多いのではないでしょうか。

タコやウオノメができるのは、皮膚の問題ではありません。また、皮膚そのものが痛いのではなく、タコやウオノメができるくらいの大きな力が骨格構造のゆがみにより生じていて、その力が痛みを引き起こしているのです。

タコやウオノメはないのが正常で、あれば異常です。足の骨格構造が崩れていたり、膝や股関節が痛くておかしな歩き方をしている可能性があるので、できれば早めに対処しておきたいものです。

一方で骨格構造にまったく問題がなくても角質が厚くなっている人もいます。このような場合は靴や生活スタイル、あるいはスポーツなどで生じている可能性もあるので、それらが骨格構造に起因しているものなのか、そうではないのかを見極めることが大切になってきます。

◇広い面に圧がかかってできるのがタコ

タコ（別名「胼胝《べんち》」）は、皮膚の角質層が厚くなった状態で、特定の場所に過度の圧力が加わることによって、皮膚の表面が硬くなってできます。特に痛みがない場合もありますが、大きくなれば、地面を踏み込むときに痛んだり、靴とすれて炎症が起きて痛みを感じたりする場合もあります。

外反母趾の場合は、親指の外側にタコができやすくなりますし、親指が使えないために、隣の人さし指に踏み返しポイントが移れば、そこにタコができやすくなります。

鶏眼（けいがん）＝ウオノメ

皮膚の角質層が厚くなった状態に、ねじれの力が加わることで、硬い芯ができる。芯が足の中に食い込み神経を圧迫して痛みを伴う。

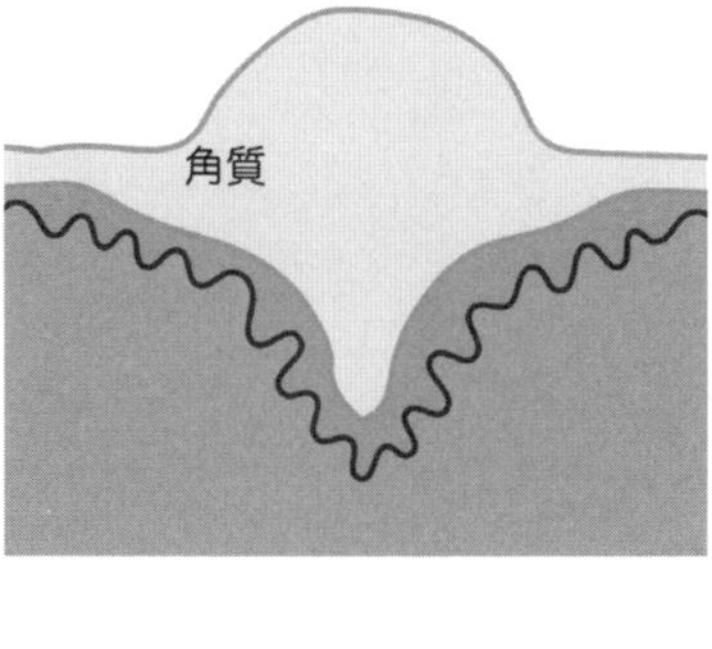

胼胝（べんち）＝タコ

皮膚の角質層が厚くなった状態。過度の圧力が加わることによりでき、皮膚の表面が硬くなり、痛みを伴うこともある。

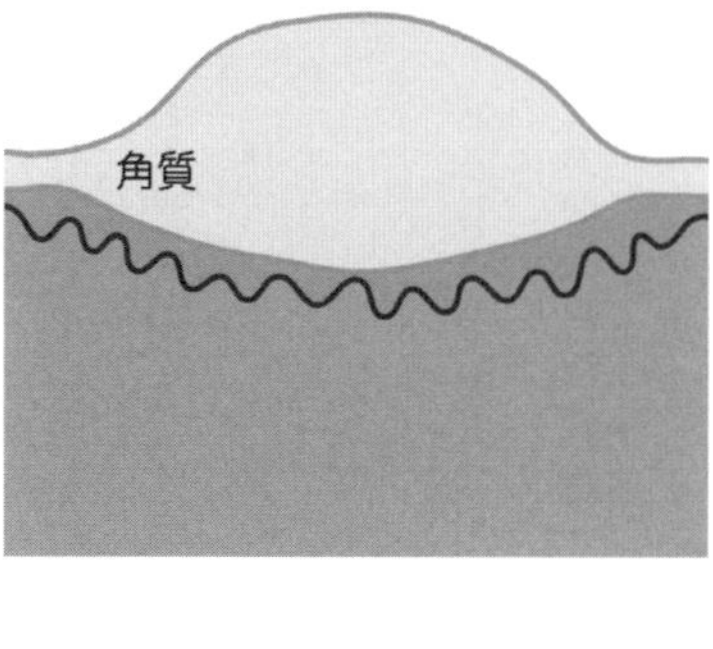

強剛母趾は親指の付け根の関節を曲げて踏み返すことができないため、ひとつ向こう側の関節でそれを補おうとします。ただし、それは正常な動き方ではないため、大きな力がのしかかりタコができやすくなります。

◇ピンポイントにねじれの力がかかるとウオノメに

ウオノメ（別名「鶏眼《けいがん》」）は、皮膚の角質層が厚くなった状態に、ねじれの力が加わることで、硬い芯ができてしまったもの。芯がスクリューのように足の中に食い込んで、神経を圧迫すると痛みを感じます。

扁平足の人は、足裏のアーチがつぶれるときに指の付け根にねじれの力が生じ、ウオノメができやすくなります。ほかにヒールの高いパンプスを履いたり、アキレス腱の硬い人が踏み返そうと足の指の付け根の部分でキュッと地面を押してねじるような動作をしても、ウオノメができやすくなります。

◇人さし指の付け根にタコ・ウオノメができやすいわけ

通常、体からの荷重はすねの骨（＝脛骨）を通り、足へと伝わります。そして、足アーチの頂点であり重心の中心線である人さし指（中指ではない）に力がかかり、そこから、それぞれの指へと負荷が分散されていきます。

骨格構造が弱い人の場合、足アーチがつぶれて土踏まずが地面に着きます。すると、鳥が羽ばたいているときのように、両側が反り返って浮いてしまいます。そのため、ほかの足指へ分散されるべき力が人さし指にそのままかかり、人さし指の付け根にタコができやすくなるのです。

さらに、アキレス腱が硬かったり、ヒール靴を履いたりすると、足を踏み返す際にねじれの力がかかりやすくなります。圧がかかった上にねじれの力が働くことで、人さし指の付け根にウオノメができてしまうのです。

加えて男性より女性のほうが、骨格構造が弱いという特性があります。そのためタコ・ウオノメも女性のほうができやすい傾向があります。男性でも骨格構造が弱くじん帯が軟らかければ、足アーチは崩れタコやウオノメができます。

タコやウオノメで皮膚科を受診すると、

タコ・ウオノメができやすい場所とその原因

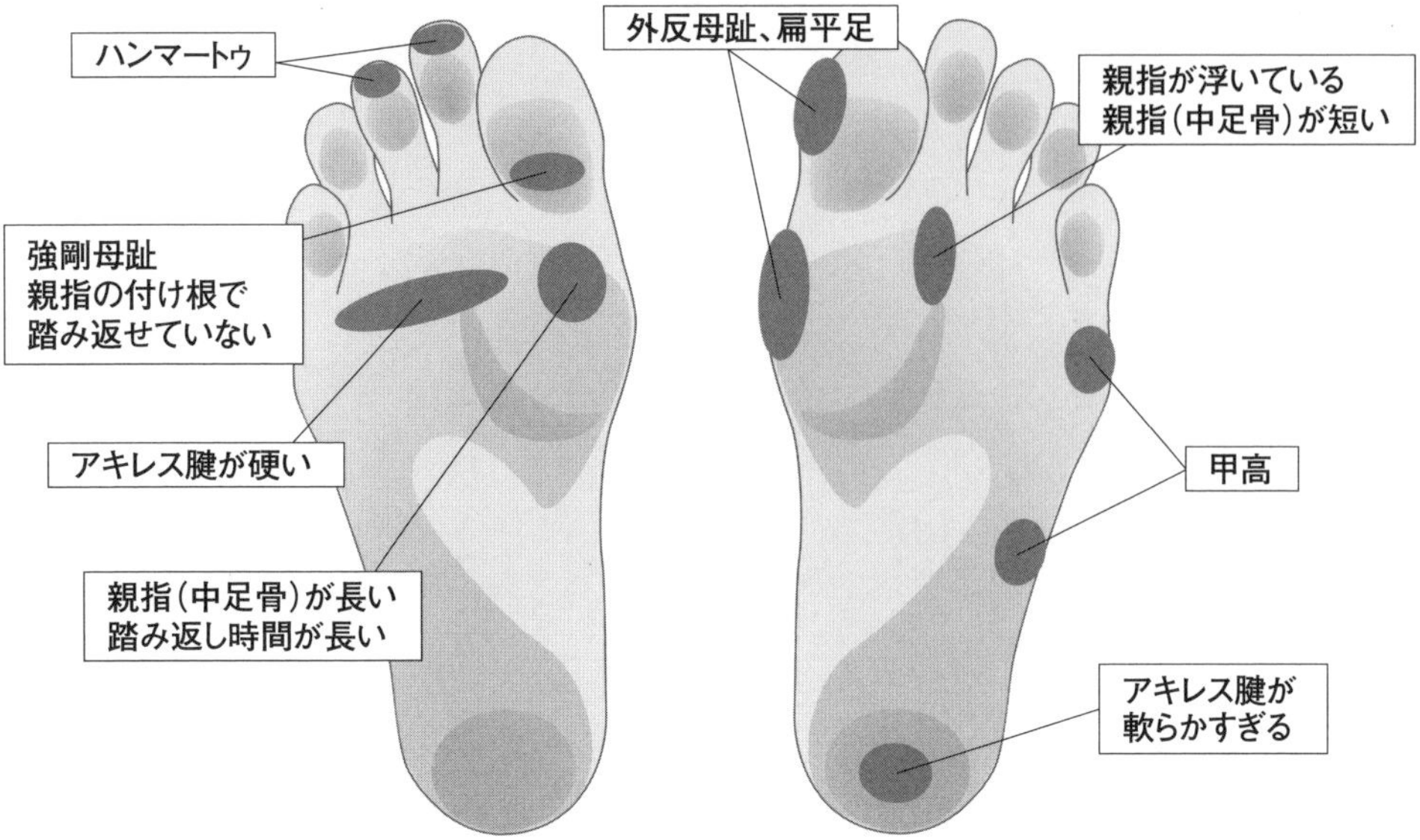
ハンマートゥ
強剛母趾
親指の付け根で
踏み返せていない
アキレス腱が硬い
親指（中足骨）が長い
踏み返し時間が長い
外反母趾、扁平足
親指が浮いている
親指（中足骨）が短い
甲高
アキレス腱が
軟らかすぎる

削ったり、貼り薬を処方されたり、場合によっては麻酔をして取り除いたりする治療が行われることもあります。保険外診療でレーザー治療を受けていたという患者さんの診察をしたこともあります。これらで一時的に痛みが取れても、結果として生じたものに対する治療は、根本原因である足の骨格構造の崩れを補整しない限り、必ず再発し続けます。

原因が靴であれば、足に合った靴に替えるだけで改善することもありますし、体の固さであればストレッチや筋力強化などで改善することもあります。また、1か所に圧力がかからないように分散させるために、インソールを使って足アーチを補整する方法もあります。

ここで大切なことは、一番大きな原因に対してどんな楔を打ち込んでゆがみを止めるのかということにあります。ですので、外反母趾や強剛母趾が背景にあり、そのゆがみの結果としてタコやウオノメが生じているのなら、それらの手術を行うことで、タコやウオノメはできなくなるのです。

◇子どもはタコができにくい

子どもの場合、9~10歳頃までは足が発達している途中。足アーチはまだ形成されておらず、たいていは扁平足です。でも、体重が軽く足への負担が小さいため、タコはできません。

「タコがある」と親御さんに連れられて受診するお子さんは、次項で解説するイボの場合がほとんどです。まれに本当にタコがある子もいますが、それは足の構造や機能、歩き方のどこかに、大きなトラブルを抱えていると見るべきで、細かく診察する必要があります。

イボはタコと見間違えがちなので注意！

皮膚の免疫が局所的に落ちるとイボウイルスに感染しやすくなる

タコだと思っていたら、実は「疣贅《ゆうぜい》」だったという場合があります。初めて名前を聞く人も多いでしょう。これはイボの一種。「ヒトパピローマウイルス」というウイルスに感染することでできます。専門家が見ればすぐにタコではなくイボと分かりますが、一般の方が見分けるのは難しいでしょう。

ウイルスが細胞に入り込むと（＝感染すると）、ウイルスは生き延びるために血管を引っ張りながら増殖します。そのため削ると出血したり、黒い点々のような出血跡ができます。

タコやウオノメができていたり、傷があったりする場所は、局所的に免疫力（皮膚のバリア機能）が低下しています。ということは、ウイルス感染が起こりやすい状態になっているため、イボができやすいのです。そして、

疣贅（ゆうぜい）＝ウイルス性イボ

ヒトパピローマウイルス感染によるもの。血管を引っ張りながら増殖するので、削ると出血したり、黒い斑点のような出血跡があるのが特徴。

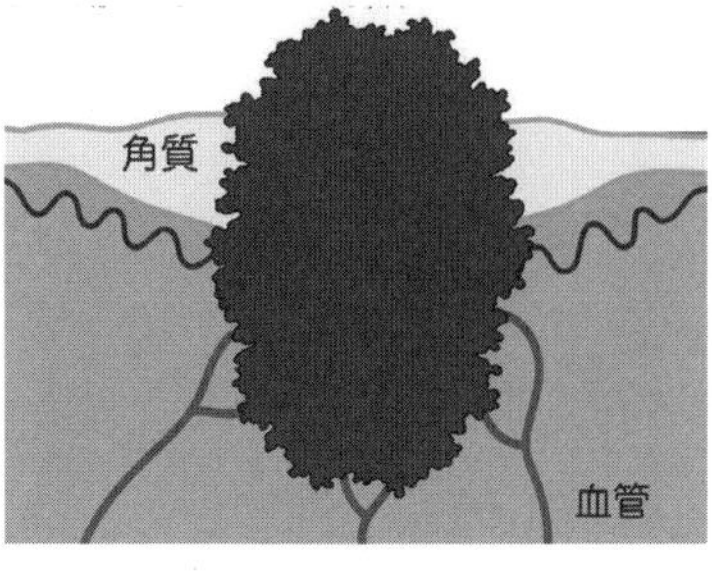

タコやウオノメと間違えて削ってしまうと、イボは広がっていきます。自己処理は厳禁です。

◇足に付着しても24時間以内に足を洗う

イボができやすい人は、もともとの体質もありますが、ゴルフ場やスポーツクラブ、プール、温泉など、不特定多数の人が素足で行き交う場所で感染しやすくなります。子どもは集団行動が多いので、感染リスクも高いといえるでしょう。

足に付着しても24時間以内に足を洗えば、ウイルスが細胞に入り込む前に洗い流せます。外でお風呂に入った日も、足だけは家でもう一度、洗うようにしましょう。

イボは液体窒素で凍らせる「冷凍凝固」という治療法が一般的です。これはウイルスそのものにダメージを与えたいのではなく、低温やけどをするくらい強い刺激を与えることで、局所的に免疫細胞を集中させ、ウイルスを排除しているのです。初期の小さなイボなら、1週間ごとに数回の治療で治せます。しかし、ある程度大きく皮膚の奥に深く入り込んでしまうと治療は長期化し、1年以上かかる場合もあります。

放置すると数が増え治療も大変なので、早めに治療を開始することが大切です。液体窒素による冷凍凝固療法は医療機関でないと行えませんが、イボと診断がつけば市販の貼り薬（スピール膏、イボコロリ、ウオノメコロリなど）でのセルフケアも可能です。ただし、改善しなかったり、悪化するような場合は医師に相談をしてみましょう。

水虫は毎日足を洗って予防する

自己判断で水虫と判断してはダメ！

足がかゆくなったとき、みなさんがまず疑うのは水虫でしょう。水虫ではかゆみ、水ぶくれ、皮がめくれるなどの症状が起こります。

ただし早合点は厳禁。足がかゆくなったり、皮がめくれる病気は、水虫のほかにもたくさんあるからです。**もし乾燥で荒れている肌に水虫薬をつければ、アレルギー反応を起こし皮膚炎が悪化してしまうこともあります。**

水虫は「白癬菌」が感染して起きる感染症です。感染しているかどうかは、皮膚科ですぐに分かりますから、むやみに市販薬を塗らず、皮膚科で検査してもらいましょう。

不特定多数の人が素足になる、スポーツクラブやプールは、白癬菌に感染するリスクが高くなります。帰宅後、必ず足だけでも洗うことを習慣にしたいものです。家族内でうつし合うケースもあるので、水虫になったら、タオルや足ふきマットを分けるほうがよいでしょう。

肌に付着しても24時間以内に洗い流せば感染を防ぐことができますから、毎日、足を洗うことが予防には効果的。前項で解説したウイルス性のイボも、毎日足を洗うことで予防できます。石けんで指の間

水虫を予防するコツ

①白癬菌の繁殖しているマットやスリッパなどを踏み、白癬菌が足に付着する。

②皮膚の表面に付着しているだけでは感染しない。きれいに洗浄することで感染は防げる。

③付着して取れなかった白癬菌は、皮膚の角質層に侵入して繁殖し、ここで感染成立となる。

④角質層に入り込んだ白癬菌がかゆみや炎症を引き起こす。感染しても一部は皮膚の代謝とともにはがれ落ちる。

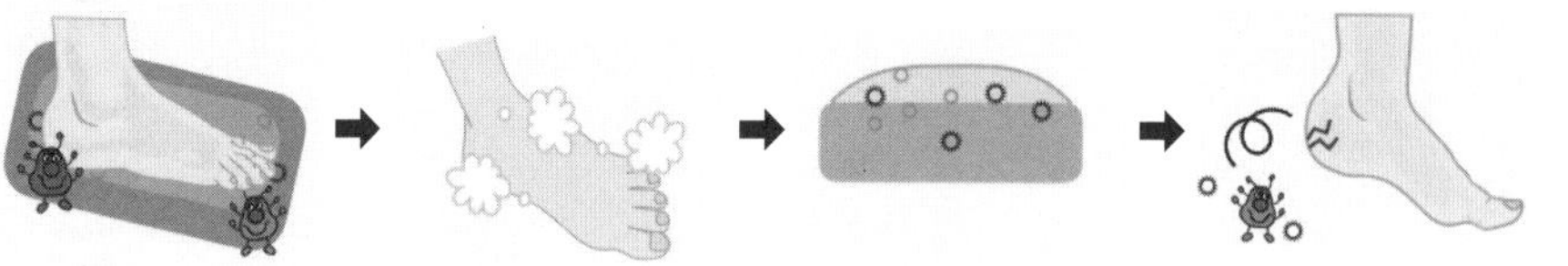

も丁寧に洗うようにしましょう。

◇ミコナゾール硝酸塩配合の石けんで毎日足を洗う

「ブーツを履くと蒸れて水虫になりやすい」という人もいますが、1日中ブーツを履いていたとしても、白癬菌が足についてから皮膚に入り込むのに24時間以上かかります。そのため、24時間以内に足を洗えば感染しません。ブーツを履くのをやめるより、足を洗うことを重視しましょう。

水虫には、市販のミコナゾール硝酸塩配合の石けん「コラージュフルフル（持田ヘルスケア）」で毎日、足を洗うのがおすすめ。水虫薬よりもアレルギー反応が起きにくいのがメリットです。しばらく足に泡をつけてから流すと、より効果的です。1か月ほど使うと、足の水虫であればきれいに治るでしょう。石けんとしては価格が高めなので、体は普通の石けんで洗い、足だけに使えば、長持ちします。

ガサガサかかとを保湿しよう

重曹湯で角質を軟らかくキープしよう

かかとは、皮脂腺がない上、靴や靴下とこすれてガサガサになりがちです。見た目が悪いだけでなく、ひび割れがひどくなると、痛みのために歩き方にも悪影響をおよぼします。その上、足アーチを崩す原因になりかねません。また、イボや水虫などの感染リスクも高まります。

軽石でこするとやりすぎて、かえって角質が厚くなってしまうことも。角質を軟らかく、汚れを落としやすくするには、「重曹足湯」がおすすめです。洗面器にお湯を張り小さじ2程度の重曹を溶かして、15分ほど足をつけると角質が軟らかくなります。入浴剤感覚で湯船に入れてもOK。その場合、重曹の量は大さじ2〜3程度を目安にしましょう。重曹には血液の循環をよくする働きもあり、冷えの予防にも効果的なので、ほとんどの入浴剤には炭酸水素ナトリウム（重曹）として入っています。

足湯の後やお風呂上がりには、尿素入りのクリームを塗ってケアします。上がってから5分以内にクリームを塗ることで、水分が蒸発するのを防ぎ、うるおいを守ることができます。乾燥しやすいふくらはぎやすねも、一緒に塗るとベターです。

それでも難しい場合は医療機関でサリチル酸ワセリン軟膏を処方してもらい、かかとに塗って靴下を履いておけば1～2週間程度でかなりの改善がみられるはずです。

また、かかとのガサガサは、水虫の可能性もあります。ケアしても改善されない場合には皮膚科を受診してみましょう。

重曹の作用って?

重曹は炭酸水素ナトリウムという化合物です。水に溶かすと弱アルカリ性になります(濃度にもよりますがPH8.5くらい)。結晶は丸くて粒子が小さいため、お掃除などでは研磨作用が期待できます。弱アルカリ性のため、胃薬としても服用されることもある安全な医薬品です。また、皮脂の汚れは酸性のため、汚れを溶かして角質を落としやすい状態にし、肌をきれいに整えてツルツルにしてくれます。

重曹風呂

〈重曹風呂の作り方〉

入浴剤を入れる感覚で、一般的なサイズのお風呂に大さじ2～3程度入れ、通常の入浴を行います。

重曹には皮膚の軟化作用、血液循環作用もあり、ぽかぽかと暖かさが持続します。クエン酸を加えると炭酸ガスを発生するため、効果は倍増します。

重曹足湯

〈重曹足湯の作り方〉

洗面器など、足が入る程度の大きさの容器に、重曹小さじ2程度を入れて、15分ほど浸します。ごしごしと刺激するのではなく、やさしくなでるようにしましょう。

※アロマオイルを数滴たらすと、リラックスタイムを楽しめますし、入浴後は浴槽の汚れが浮いてくるため、そのままお掃除もできます。

第6章

こんな症状で悩んでいませんか？

かかとの痛みは足底腱膜炎を疑って

ハイヒールを履いているほうがラクと感じるのは危険サイン

医療機関へ行く動機づけは何といっても「痛み」です。でも痛みが常にではなく単発的な出来事であれば、人間の脳は都合のよいほうに解釈して、受診に至りません。足底腱膜炎《そくていけんまくえん》という足のトラブルはその代表格で、対策をしなければ悪くなったりよくなったりを繰り返しながら徐々に悪くなっていくため、気づけば2年も痛みが続いているという人も多くいます。それでも放っておくと、無意識のうちにそこをかばうような歩き方をするため、膝や股関節にまで無理な負担がかかり、最初の原因はどこであったかの判断がつかなくなってしまいます。

足のアーチを下から面で支えているのが、足底腱膜という硬い組織です。全体の立体構造が崩れてくると、足底腱膜がかかとの骨に付着している部分へ力学的な負荷がかかり、小さな炎症が起こります。寝起きは体が固いので発症直後は朝のみの症状に留まりますが、次第に昼まで痛い、夜まで痛い、次の日まで痛いというようになると治療が必要です。

◇足底腱膜は足のバネ

足底腱膜は足アーチとセットで働き、「歩行」の重要な役目を果たしています。そのメカニズムを紹介しましょう。

足に荷重がかかっていないときは足アーチが保たれていて、足底腱膜はほどよく緩んでいます。歩くときにかかとから足を地面に着地させると、足アーチがたわんで下がり、着地の衝撃を吸収。このとき足底腱膜は、かかとと指先の双方に引っ張られ、ピンと伸びて緊張します。そして足指の付け根で踏み返すときに最大限緊張し、足先で地面を蹴る推進力を生み出すのです。

足のアーチ構造がきちんと保持され、足底腱膜が弛緩と緊張をスムーズに繰り返していれば問題ありません。しかし足アーチが崩れて扁平足になると、足底腱膜は常に引っ張られ続けることになり、足底腱膜を扇の要のように束ねているかかとの部分に大きな負担がかかって、小さな断裂や炎症が起きます。これが足底腱膜炎です。

扁平足で足底腱膜が緊張気味の人が長時間立ち仕事をするなど足を酷使すると、足底腱膜炎を起こしやすくなります。

アキレス腱が硬い人やよくハイヒールを履く人も、足底腱膜が過度に引っ張られるため、ハイリスクです。

足底腱膜

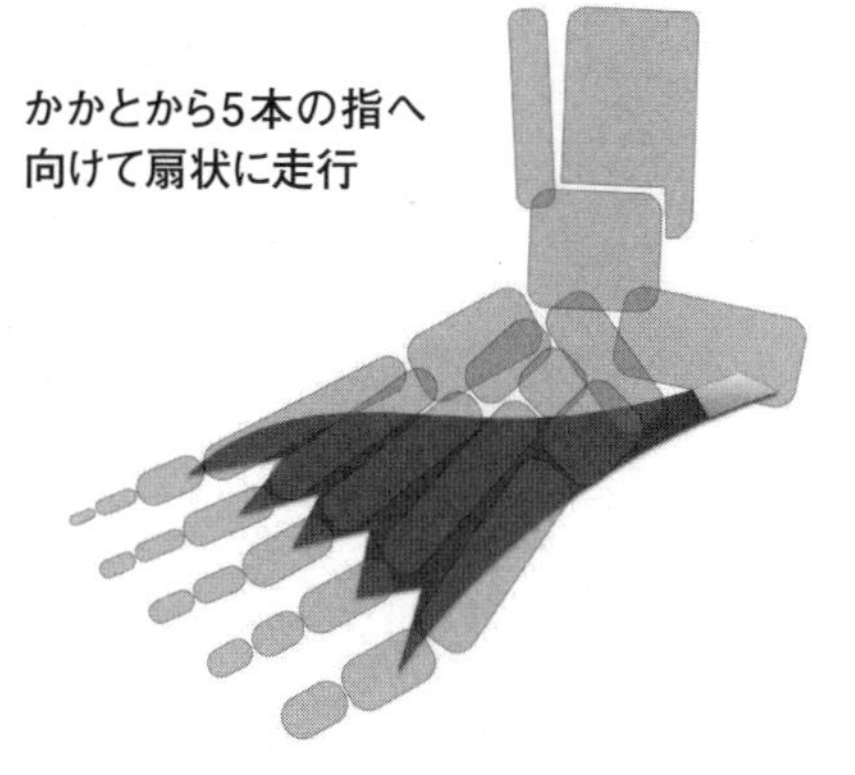

かかとから5本の指へ
向けて扇状に走行

たまに「ヒールを履いているほうがラク」と、いいことのように言う人もいますが、これは勘違い。ヒールを履いているときはアキレス腱が縮んでいます。縮み癖がついてしまうと、ヒールを脱いでアキレス腱が伸ばされたとき、足底腱膜も必要以上に伸ばされるため、かかとに痛みを感じるのです。**ヒールを履きこなせる強い足なのではなく、むしろ足が退化している危険信号**だと思ってください。

足底腱膜が炎症や部分断裂を繰り返していると、その部分が徐々に硬くなります。

炎症を繰り返したかかとの足底腱膜は、やがて骨と同じくらい硬く密度が高くなり、レントゲンで撮影すると、あたかも骨にとげができているかのように写ります。

医療機関を受診すると「かかとにとげができているので、痛み止めと湿布で様子を見ましょう」と言われることもあるようです。でも湿布も痛み止めも一時的な対症療法ですので、足底腱膜の使い方を見直さない限り、痛みは繰り返すでしょう。

矢印の先にあるかかとの「踵骨棘(しょうこつきょく)」というとげ。足底腱膜が部分断裂や炎症を繰り返すことで組織の密度が高まり、硬くなっている。

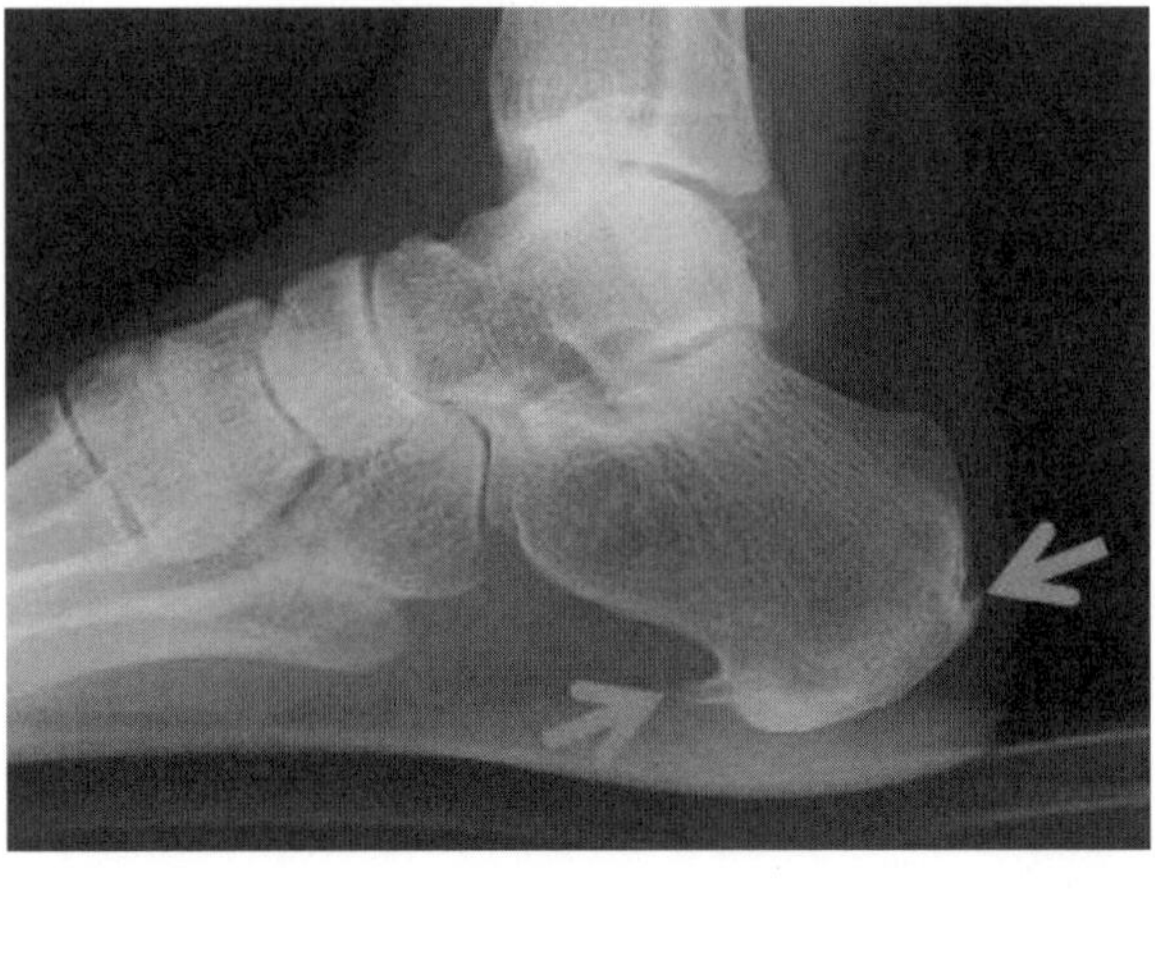

◇まずはアキレス腱ストレッチを

原因が分かれば、治療は簡単です。**初期であれば、アキレス腱のストレッチをするだけで治ります。**アキレス腱は非常に硬い組織で、伸ばそうとして伸びるものではありません。アキレス腱ストレッチで伸ばすのはふくらはぎにある腓腹筋とヒラメ筋です。43〜44ページでストレッチ方法を紹介していますので、ぜひトライしてみてください。

痛みが強くてストレッチができない、あるいは炎症が強くストレッチでは痛みが取れないというときは、応急処置としてステロイドの注射で炎症を抑えます。半年痛みに悩んだ人が、数日ですっかりよくなるほど注射の効果は高いですが、打つときに痛いのがデメリット。薬の副作用が気になる人やドーピングが問題になるスポーツ選手などに対しては、足の裏に体外衝撃波を当てる治療法もあります。

注射や体外衝撃波で痛みが取れても、足アーチの崩れを放置する限り、再び痛みが出てきますので、治療と予防はセットで行う必要があります。

予防のためにはアキレス腱伸ばしのほか、青竹踏みや、テニスボールを足底でコロコロするなどして、足裏をほぐすのもおすすめです。インソールで足アーチをサポートすることでも、足底腱膜の負担を減らせます。

また、日ごろ**運動不足の人がいきなり長時間のウォーキングやランニングを始めると、足底腱膜炎を起こしやすくなります。**まずは自宅の近くにとどめ、徐々に距離を伸ばしていくようにしましょう。

運動の前後はしっかりアキレス腱を伸ばすように心がけ、運動中に痛みを自覚したら無理はせず中断してください。痛みの向こう側に何かがあると思い頑張ろうとする人がときどきいますが、何もありません。足底腱膜炎をはじめとした足のトラブルが起こるだけです。

◇ペタンコ靴はNG

毎日ペタンコ靴を履いている人も足底腱膜炎になりやすく、治療しても治りにくい傾向があります。つま先からかかとまで靴底が真っ平らのペタンコ靴よりも、かかとが少しだけ高くなっている靴のほうが、歩くときに指の付け根で地面を踏み返しやすいという特性があるのです。ほんの5ミリでもかかとが高いだけで、歩行動作はとてもラクです。

とはいえ、かかとの高さが4センチ以上あると、つま先への荷重が大きく、痛みや変形が生じる危険があります。

靴は適材適所が大切で、例えばドライビングシューズはつま先からかかとまで高低差がなく、靴底も薄くできています。そのため構造上、運転には適していますが、歩くことには向いていません。車から降りたら履き替えるなどの使い分けをしましょう。

足アーチを守る靴選びのコツは7章（176～187ページ）でも詳しく紹介していますので、参考にしてみてください。

足指の付け根にしびれ―それって「モートン神経腫」かも

中指と薬指の間がしびれるのが特徴

体に「痛み」があれば医療機関を受診する動機づけになりますが「しびれ」程度では、受診に至らないかもしれません。

しびれるという日本語には感覚鈍麻《かんかくどんま》と異常知覚《いじょうちかく》という二つの意味があり、前者は皮膚を触られても認識できない状態で、後者はジンジンと嫌な感じもしくは痛い状態を表します。どちらも感覚を脳へと伝えるための神経が圧迫や損傷を受けることで、そこより先の支配領域に症状が出ますが、その中でもモートン神経腫《しんけいしゅ》という足のトラブルは特徴的な経過をたどります。

◇足アーチの崩れにより神経が腫れる

扁平足や外反母趾、内股気味の人などは親指に体重を乗せられていません。このため隣の人さし指（2趾）、中指（3趾）、薬指（4趾）が代わりを担うことで、普通では起こり得ないゆがみが生じます。1歩の中では小さなゆがみの力でも1日1万歩であれば片足には5千回の力が局所へ積み重なることになるため、**足の中でも弱い部分である、指の骨と骨の間を通る神経（骨格構造上、主に中指と薬指の間）**

周囲にダメージが加わります。もちろん一晩寝れば回復しますが、もしそこで完全に治らなければ翌日の歩行により同じ力を受け徐々に蓄積されていきます。

ダメージが一定ラインを超えると神経周囲は炎症を起こして狭い空間内に水が溜まり、その圧力に神経が押し潰されるような形でさらに損傷を受けることになります。

とはいってもこの段階の症状は、中指と薬指の間の感覚鈍麻だけなので、それに気づかない人も多くいます。進行すると次第に神経自体が炎症に巻き込まれ腫れてしまい、ブニュブニュと何かを踏んでいるような感覚になります。それでも放っておくと最終的には1歩1歩、画びょうを踏んでいるような痛みが生じ、痛みをかばって歩くことで今度は膝や腰が痛くなってしまいます。

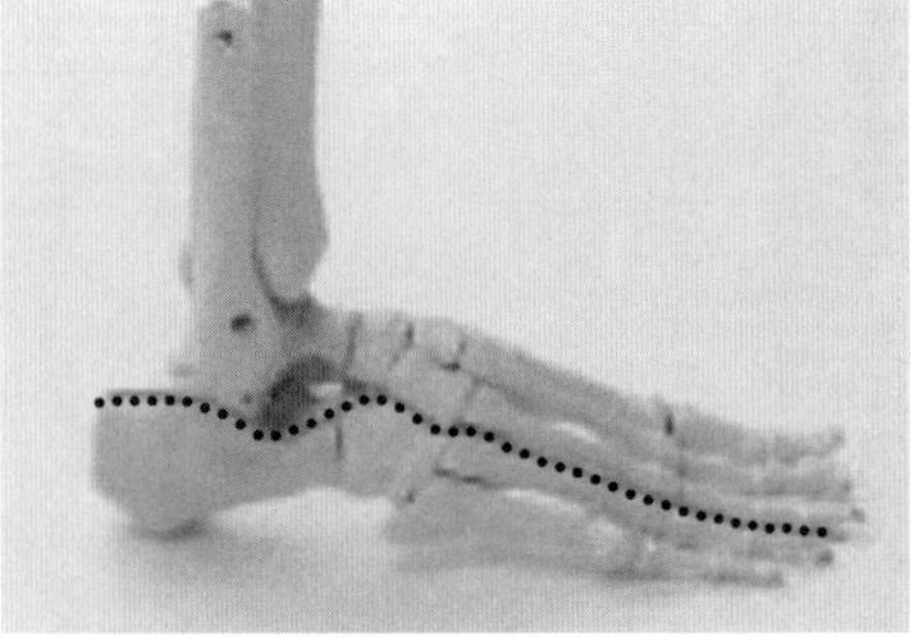

足の骨は大きく2つのブロックに分かれている。その境目が中指と薬指の間。足アーチが崩れるとき、ここで骨どうしの摩擦が起きやすい。

◇ステロイド注射で炎症を抑えながら原因を解決する

歩けなくなるほど進行してしまうと、セルフケアでは難しく医療機関での治療が必要となります。発症から早い時期であれば腫れている神経周囲に少量のステロイド薬を注射することで、1か月ほどかけて徐々に改善していきます。症状が進行していれば、腫れている部分の神経を手術で切除することもありますが、指の間の感覚鈍麻が不可逆的なものになってしまいます。

ステロイド注射も手術も、根本治療とはいえません。「腫れる」「しびれる」という結果だけに蓋をするのではなく、原因から考えることが重要です。**モートン神経腫も足のアーチが崩れた結果としてのトラブルですから、足に合った靴やインソールの使用あるいはストレッチ、筋力強化といった理学療法的な介入が必要不可欠**なのです。もし足指の間の感覚がないと感じたら、それは足全体の問題です。1か月ほど様子をみても改善する傾向がなければ早めに医療機関を受診するとよいでしょう。

指の間以外でも、足のしびれは、さまざまな原因が考えられます。椎間板ヘルニアや座骨神経痛など、背骨や腰のトラブルで足先がしびれることもあります。糖尿病の合併症によって、足先の感覚がなくなることもあります。

まずはしびれの原因を見極めることが大事。そのためにはどの範囲がしびれているのか、どんなときにしびれが強くなるのか、いつからしびれているのかなど、医師に伝えることが大切です。

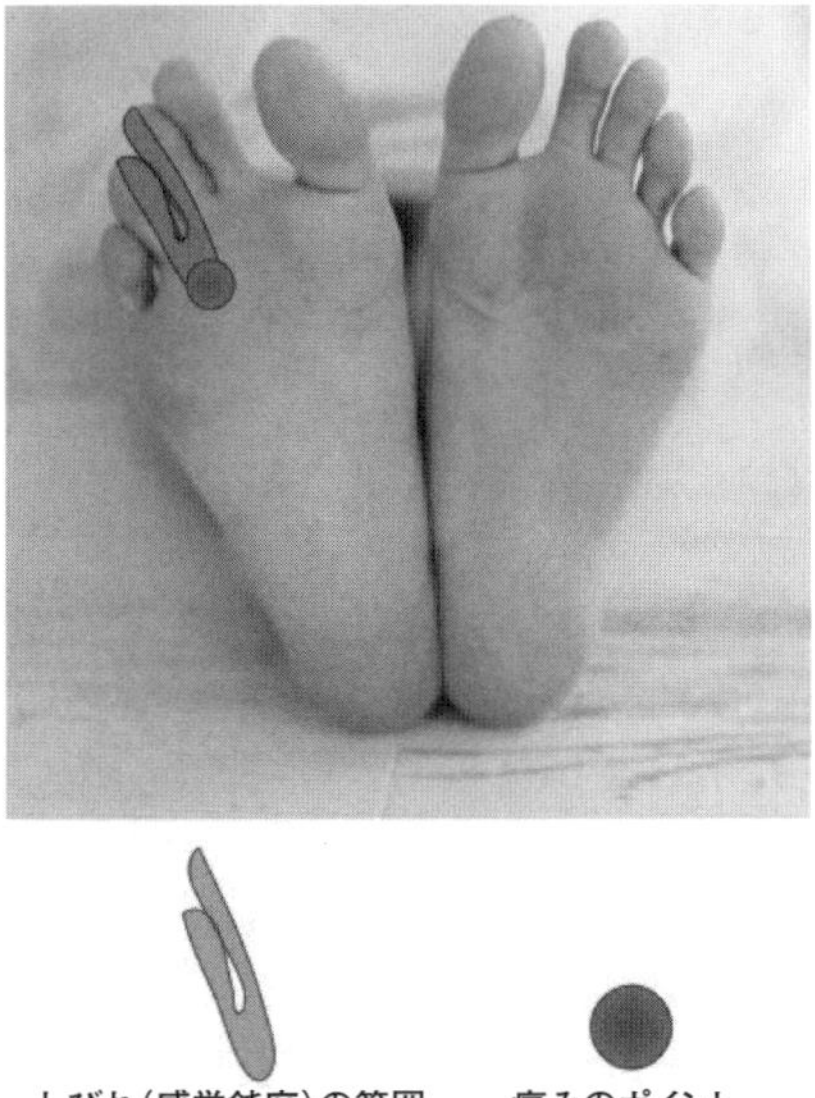

モートン神経腫で痛みやしびれが出やすい場所。

「O脚だから」と諦めないで！ 治療・改善法はある

インソールの使用、内転筋&中殿筋のトレーニングで真っすぐ脚に

O脚で悩んでいる人は多いと思いますが、その原因はさまざまです。見た目で悩んでいる人もいれば、痛みで悩んでいる人もいます。また治療と自己努力で改善するものと、そうでないものがあります。

まずは、下の表にある4つのうち、どのタイプかをチェックしてみましょう。

1・度を超えた扁平足で、立っているときだけ膝から下がO脚

日本人に多い扁平足ですが、これが度を超えた状態の人は、足が原因で二次的に脚のラインが変わってきます。骨格構造上、扁平足になりながら足のアーチが崩れるとき、内くるぶし（内果《ないか》）は後ろへ、外くるぶし（外果《がいか》）は前側へと引っ張られ、それに伴

O脚のチェック

1	度を超えた扁平足で、立っているときだけ膝から下がO脚 ……**足が原因**
2	脛骨の形がもともと弯曲している ……**脛の骨が原因**
3	股関節やお尻の筋肉のバランスが悪くて太ももが外側を向く ……**股関節が原因**
4	膝関節の可動軸がずれている（内反膝…医学的なO脚） ……**膝関節が原因**

い脛骨（すねの骨）は内向きに回転します。脛骨はもともと少しだけ後ろ側へ弓なりなので、内側へ回転したときに前から見るとOの字に見えるのです。回転の力は股関節で吸収されるので、膝の関節自体は内側に回転するだけです。ですので左右方向のズレはなく、医学的にはO脚（内反膝）とはいいません。

足が主な原因ですから、治療も足に対してインソールを主軸に行います。足のゆがみの大きな部分を見つけた上で、土踏まずを立体的に持ち上げ、足アーチを正しく補整します。それにより内側を向いていた膝が正面を向き、見た目のO脚が改善します。

一般的にO脚用のインソールはかかとの外側を持ち上げることで、膝を内側へと倒し込むという理論で作られていますが、それは医学的なO脚（内反膝）のためのものですので、このタイプの人には意味がありません。

見た目はあまり気にならないので何もする必要はないと考える人も多いと思いますが、それは危険です。若くて体の柔軟性がある間は何も起こりませんが、年齢を重ね股関節が固くなってくると、そうはいきません。内側にグルっと回転することで力を吸収していた股関節が動かなくなれば、その力は必然的に膝にのしかかります。ですが、膝は一方向にしか動かない関節ですので、回転・ねじれの力にはとても弱く、すぐに痛みとしての症状が出てしまうのです。心当たりがある人はストレッチを徹底して行ったり、インソールなどを活用するようにしましょう。

2・脛骨の形がもともと弯曲している

脛骨は少しだけ後ろ側へ弓なりなのが正常ですが、これが外側へ弓なり（脛骨の内弯）になっていたり、もともとねじれている人がいます。もちろん見た目が気になるところですが、残念ながら骨の形そのものの問題ですので、骨切りという手術以外は有効な治療がありません。見た目は気にならないという人でも、膝から下の骨が内側に弯曲しているため、足の裏側ではなく外側が下に向いてしまうような形になり、結果的に足首を必要以上に内側へ倒して、かかとを外側に向けないと立つことができないのです。

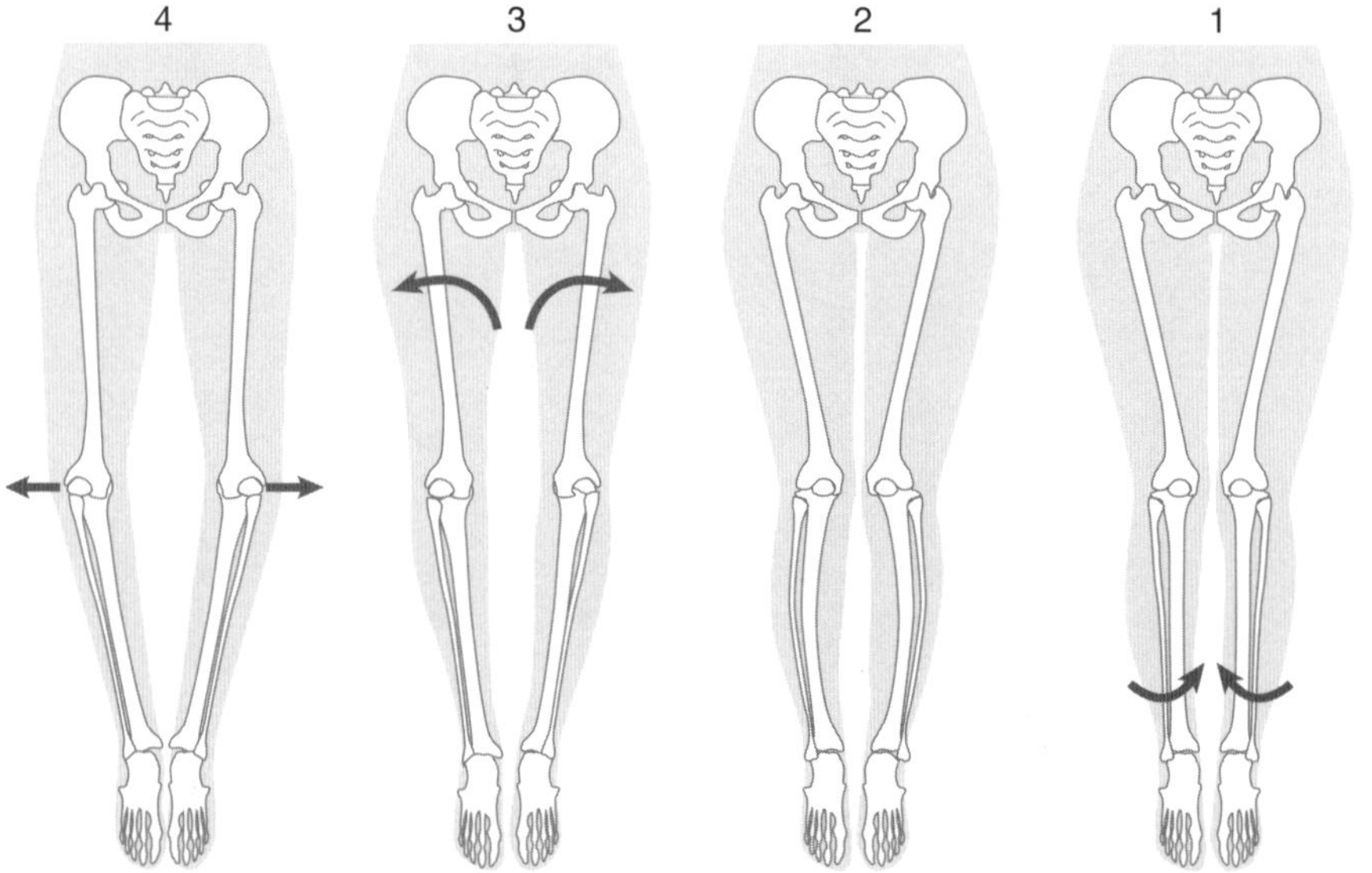

1　度を超えた扁平足で、立っているときだけ膝から下がO脚
2　脛骨の形がもともと弯曲している
3　股関節やお尻の筋肉バランスが悪くて太ももが外側を向く
4　膝関節の可動軸がずれている

ただ実際は、子どもの頃からその足で生活していて、他人の足を使ったことがあるわけでもないため、気づいていない人がほとんどです。ですが40歳を過ぎた頃から次第に筋力や柔軟性が低下してくると、矛盾が前面にでてくるようになり、痛みとして現れてきます。

3・股関節やお尻の筋肉のバランスが悪くて太ももが外側を向く

座ったときに膝を閉じることができず脚が開いてしまう人はこのパターン。股関節周囲とお尻の筋肉のバランスが不均衡になって、股関節と太ももを内側に回すことが苦手になってしまっています。太ももが外側を向けば膝も外側を向き、このとき膝を少し曲げることで楽な体勢をとるため、O脚に見えてしまいます。傾向としては高齢の男性に多いです。手術などは必要とせず、股関節周囲のストレッチと、内ももの筋力強化などで改善させることができます。

1で扁平足の人は股関節が内側に回転するといいましたが、反対に甲高(ハイアーチ)の人は股関節が外側に回転します。ですので、やはりO脚のように見えてしまい、加えて甲高の人の足は柔軟性がないため固く、ゴツゴツ歩くことで衝撃がそのまま膝や股関節に伝わり痛めてしまいがちなのです。

卵が先か鶏が先かということになりますが、どちらが原因なのかを見極めることがとても大切になってきます。

4・膝関節の可動軸がずれている

O脚のことを医学的には内反膝といい、膝は前を向いたまま、関節自体は外側へと離れている状態を指します。この場合、関節の中で骨と骨が均等に接しないため、関節軟骨の摩耗が早く、いずれ変形性膝関節症へと進行していきます。重症な場合は人工膝関節の手術を行いますが、早期であれば自分の関節を残したまま、骨切り手術により関節の可動軸と機能を回復させることが可能です。

O脚とは反対のX脚（外反膝）も同様、関節内に大きな負担がかかり続けてしまうため、同様の手術が必要となります。

膝が痛いと、それを避けようと無意識のうちにおかしな歩き方をして、股関節などへの負担が必要以上に増えてしまいます。それでも無理をしていると、新たに他のところが痛くなり、歩くことが困難になってしまうので早めの治療が大切です。

4つのパターンをお話ししましたが、この中のどれか一つに当てはまるというわけではなく、実際にはいくつかが混在していることもあります。またその人が長い年月をかけて行ってきた効率的な歩き方があるため、治療者側が思い込んでいる理想の枠に当てはまるよう、無理に正そうとする行為も危険です。ですので、その人にとっての理想が何なのかを常に考えて、オーダーメードの治療を行っていく必要があるのです。

捻挫はタイプを見極め、しっかり治す

「たかが捻挫」と思ったら、じん帯断裂していることも

足に起きるスポーツ障害の中で、一般の人に起きやすいのが捻挫と疲労骨折です。「たかが捻挫」などと軽く見て初期対応を間違えると、治りが悪かったり繰り返すことも。クリニックの「スポーツ足外来」で捻挫や疲労骨折を専門に診ている菊池恭太医師に、対応法を紹介してもらいましょう。

【以下、菊池恭太医師談】

運動中に足首をひねった、段差につまずいて足をくじいた、という場合、「多分、捻挫だろう。骨は折れていないから大丈夫」と軽く考えがちです。しかし「捻挫は治ったはずなのに、痛みがなくならない」という多くの患者さんがクリニックを受診しています。しっかり治療しておかないと、捻挫を繰り返し、骨折などの二次障害を起こすこともあります。甘く見るのは危険です。

◇そもそも捻挫とは？

捻挫とは、本来動く関節の可動範囲を超えて無理にひねったものの総称です。骨折は除外されますが、じん帯損傷は捻挫に含まれます。ひねっただけでじん帯は何ともない軽症から、じん帯が完全に切れる重症まで程度はさまざま。また、痛みへの耐性度は人により異なるため、じん帯損傷を「ただの捻挫」と軽くみてしまう人もいます。

手首、肩、膝、指など、どの関節にも起こりますが、頻度が高い場所は足首です。骨格構造上、つま先立ちになると足首の関節は不安定になります。ハイヒールを履いているときや、スポーツでつま先を伸ばしているときは、捻挫を起こしやすい状態。その体勢で素早く方向回転したり、グッとつま先を下げたりすると足首をひねりやすくなります。足首が横方向に柔らかい人も、捻挫しやすいといえるでしょう。

◇ひねったら「RICE」で対応

捻挫の急性期の対応は、「RICE」が基本です。Rが「Rest（安静）」、Iが「Icing（冷却）」、Cが「Compression（圧迫）」、Eは「Elevation（挙上）」です。

まずは安静にして氷などで患部を冷やし、腫れを抑えるために圧迫して、患部に血流が行き過ぎないよう、足先を心臓より高い

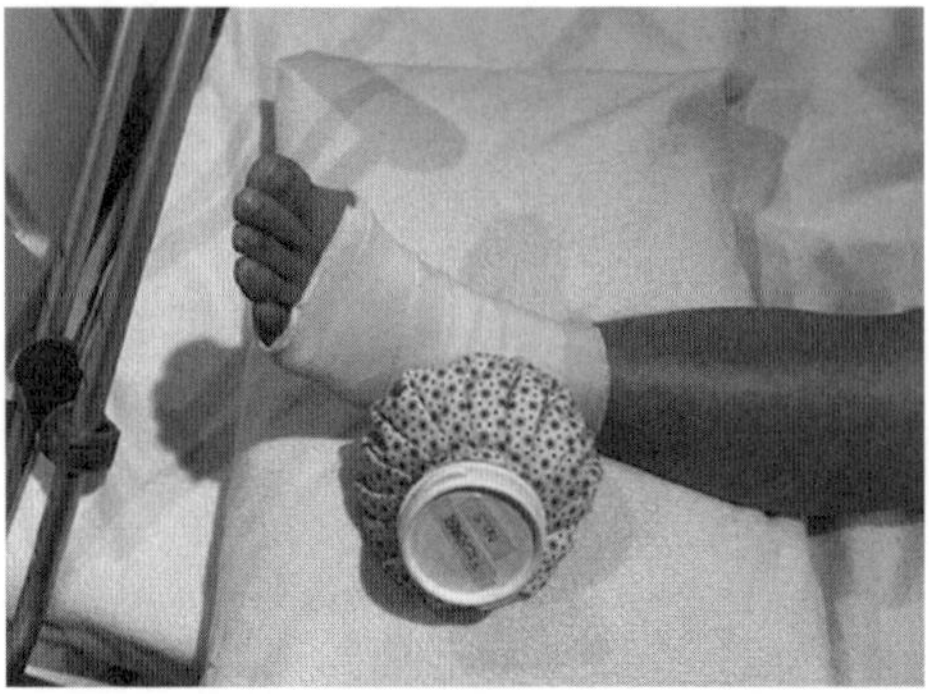
「RICE」で捻挫の初期対応をしている様子。

位置に上げます。この処置によって、急性炎症を鎮めます。ここまでは自分でできる対応です。身近な人が捻挫したときのためにも、覚えておくといいでしょう。

ここで、ただの捻挫と素人判断するのは早計です。確実に治すためには、医療機関を受診して、捻挫の程度を正確に診断してもらいましょう。それに合った治療法を選択することが重要です。

◇レントゲン、エコー、MRIで評価

医療機関では、問診、触診、レントゲン、エコー、MRIなどの検査で、骨折やじん帯損傷の有無、微細な骨の異常などを確認します。じん帯が損傷していたら、部分的な断裂なのか完全な断裂なのかを診断します。

診断がついて骨折もじん帯損傷もないことが分かった場合は、RICE療法のみで大丈夫。消炎鎮痛剤の飲み薬や湿布薬を処方して、痛みが引くのを待ちます。

じん帯が損傷していたら、RICE療法に加えて、足首を完全に固定したり、縦方向にしか動かないよう固定するといった処置をして、痛みと腫れが治まり、じん帯が修復するのを待ちます。

捻挫によるじん帯損傷は保存治療が基本ですが、高いレベルのアスリートに対しては、じん帯修復手術を行うこともあります。ひどいじん帯損傷の場合、完治しても緩みが残り再び捻挫しやすくなるリスクを抱えることになるからです。繰り返すうちに骨折に至る恐れもあります。そうしたリスクを減らすため、より積極的に治療をしようということです。

◇3か月後も痛みが残る、疼痛遺残《とうつういざん》

クリニックには、捻挫は治ったはずなのに、3か月以上たっても痛みが残る、「疼痛遺残」で受診される方が多くいます。

主な原因は、「足関節不安定症」。捻挫の後、足首のじん帯が緩んでグラグラしているせいで、痛みが残っているのです。日常生活やスポーツに支障があるレベルの痛みが続いているなら、じん帯を修復したり作り直したりする、再建手術を考慮します。

捻挫後によくある合併症として、ごく一部の骨に部分的な壊死《えし》が起こる「距骨骨軟骨損傷《きょこつこつなんこつそんしょう》」という病気があります。捻挫で負傷した部分に体重が乗ることで骨の修復が追いつかず、骨が壊死していく病気です。MRIやレントゲンで慎重に経過をみて、治らない場合は手術を検討します。

また「足根骨癒合症《ゆごう》」の可能性も考えなければいけません。これは、先天的に関節どうしがくっついている病気です。症状が出ないまま経過し、捻挫をきっかけに難治性の痛みが出てくる場合があります。

このように、捻挫のパターンはさまざま。自己判断せず、整形外科を受診しましょう。

ダメージが蓄積して起こる疲労骨折

中高年は毎日のウォーキングで疲労骨折する恐れも

【以下、菊池恭太医師談】

疲労骨折は、急激に起こる捻挫とは異なり、慢性的な負荷が少しずつ蓄積することで起きます。けがをしたわけでもないのに痛みが続く場合は、疲労骨折の可能性についても考えてみましょう。

◇疲労骨折のメカニズム

疲労骨折とは、瞬間的に外からの力が加わるわけではなく、反復する力がかかることによって骨折に至るものです。急に痛み出したと感じますが、実際には少しずつ慢性的な経過で起こっているのです。なぜ強いはずの骨が、強い衝撃もないのに折れてしまうのでしょう。

骨は石のような硬いものとイメージしがちですが、実は皮膚と同じように常に新陳代謝を繰り返しています。骨は細かい組織レベルで傷つく「微小骨折（マイクロクラック）」を起こし、その微小な骨折を新陳代謝でどんどん再生しているのです。再生のほうが早ければ骨折には至りませんが、負荷による微小骨折の速度に再生が追いつかなければ、損傷が大きくなり、やがてポキッと折れてしまいます。

疲労骨折には二つのパターンがあります。一つは、骨が正常で負担が大きいために起こる「スポーツ障害」。もう一つは、負担は日常生活レベルでも、骨が非常にもろいために起きる「脆弱《ぜいじゃく》性骨折」です。

例えば、歩行は運動レベルとして低いですが、1歩ごと足の骨に全体重がかかります。骨をしならせる力が働いて少しずつダメージを負いますが、それを新陳代謝で修復しています。負荷が強い、あるいは骨が弱くて修復が追いつかなくなると痛みを感じるようになります。この段階で整形外科を受診してレントゲンを撮っても「骨折はしていないですよ」と言われ、そのままになってしまうことも。それを放置すれば、最終的にはポキッと折れてしまうのです。骨粗しょう症の方は、日常生活の運動レベルでも疲労骨折に至ることがあります。

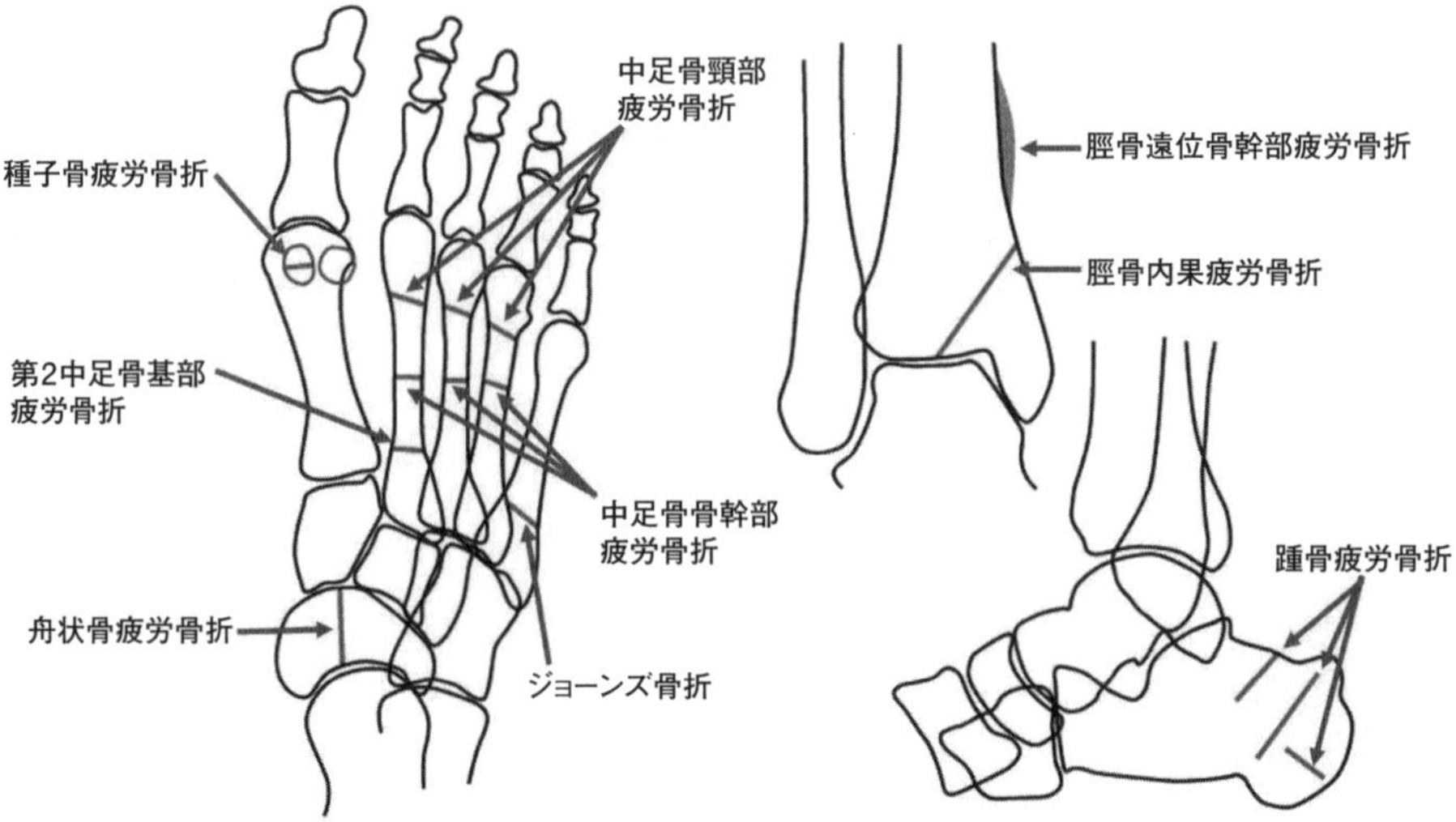
中足骨頸部
疲労骨折
種子骨疲労骨折
第2中足骨基部
疲労骨折
中足骨骨幹部
疲労骨折
舟状骨疲労骨折
ジョーンズ骨折
脛骨遠位骨幹部疲労骨折
脛骨内果疲労骨折
踵骨疲労骨折

疲労骨折を起こしやすい場所。

長距離走やフィギュアスケートなどの女子アスリートの中には、「痩せているほうが有利」と思い込んで、運動量に見合ったエネルギー摂取ができておらず、骨の代謝が乱れて疲労骨折に至ることもあります。エネルギー摂取が足りずに若くして脆弱性骨折を起こす人は、月経異常や、骨粗しょう症も同時に発生している危険があります。

疲労骨折を起こしやすい部位は、足でいうと中足骨、舟状骨、足首の内くるぶし（内果）で、特にサッカー選手では第5中足骨基底部も多くみられます。

◇早期発見にはエコーかMRI

疲労骨折に気付くには、足の痛みを感じたら放置せず、原因を突き止めることです。とはいえ、折れる前段階の疲労骨折を、レントゲン画像で見つけるのは困難。有効なのは、エコーやMRI検査です。本格的な骨折に至る前に骨膜が変化しますが、エコーやMRI検査なら、この変化をとらえられるからです。疲労骨折を早期に発見するために、定期的にエコーやMRI検査を行っているプロのサッカーチームもあります。

◇インソール、ストレッチで負荷を減らす

疲労骨折の治療は、痛みが強ければギプスなどで固定。折れる前段階であれば、適度に動かすほうがいい場合もあります。動かすほうがいいといっても、これまでと同じように負担をかければ、疲労骨折

を繰り返すことになります。

足の疲労骨折は、扁平足や甲高（ハイアーチ）など、足の弱点が影響して起こりやすくなります。インソールで足アーチを支え、負担の軽い状態へと整えてあげましょう。

そのほか、疲労骨折に至る動きの癖や筋肉の柔軟性を突き止めた上で、アキレス腱のストレッチや筋トレなど、疲労骨折しにくい体づくりをすることも予防になります。

◇急に運動を始めるのは危険

足は体重を支えていますから、立っているだけでも常に負担がかかっています。日ごろ運動不足だった人が、健康のために歩いたり、ランニングを始めたりすると、足への負担が急激に増して、疲労骨折を起こしやすくなります。

毎日1万歩を歩いていれば、片足には5000回の物理的ストレスがかかり、そのたびに骨に全体重がかかっているわけですから、中高年の方は日常生活レベルでも疲労骨折は起こります。中高年の方が運動を始める場合は、最初から頑張り過ぎずに、様子をみながら少しずつ慣らしていくことが大切です。

コロナの自粛で「テレワーク足」

筋トレ、ストレッチでリカバリー

新型コロナウイルスによる自粛生活の影響で、足の痛みを訴えて受診する人が増えました。自宅にこもりテレワークの日々、運動不足を解消しようとランニングを始めてみた、スタジオレッスンだったものを自宅内でのリモートトレッスンに切り替えた。これらには一見したところ共通点がないように思えますが、実はどれも足の機能を低下させ、ダメージを与えてしまう原因になり得るのです。足が痛くなるパターンは、大きく分けると3つあります。

◇歩かなかったことで足の機能が低下【テレワーク足】

最も多いのは、巣ごもりテレワーク生活から、久しぶりに会社通勤を始めたことで、足の裏や甲、指の付け根の関節などが痛み出したケースです。以前と同じ通勤経路と運動量に戻っただけなのに、なぜかそれがとても大変になっていたのです。

足には人それぞれ活動限界値（痛みを感じるボーダーライン）があり、無意識ですがその範囲内で一日を過ごしています。テレワーク足とは、運動量の低下にともない知らず知らずのうちに活動限界値が下がってしまうことですが、活動量が低くても、その範囲内で生活をしているため気づくことができません。しかし下がった限界値のまま一気に活動量を戻せば、それを容易に超えてしまいます。そしてその限界値を超えた状態で活動し過ぎてしまうと、大きなトラブルに発展して治るまでに時間がかかって

足の活動限界値（通常モード）

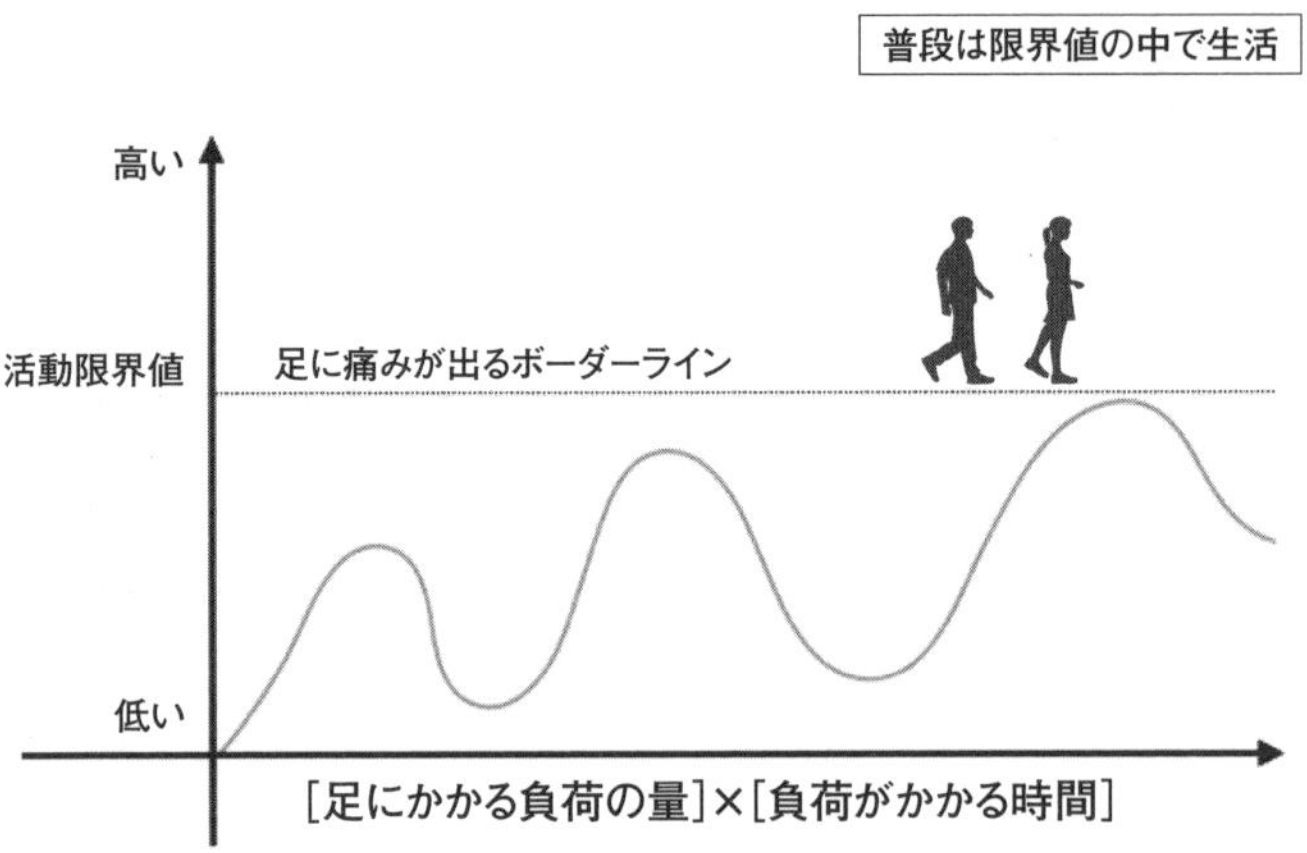
普段は限界値の中で生活
高い
活動限界値
足に痛みが出るボーダーライン
低い
［足にかかる負荷の量］×［負荷がかかる時間］

テレワーク足

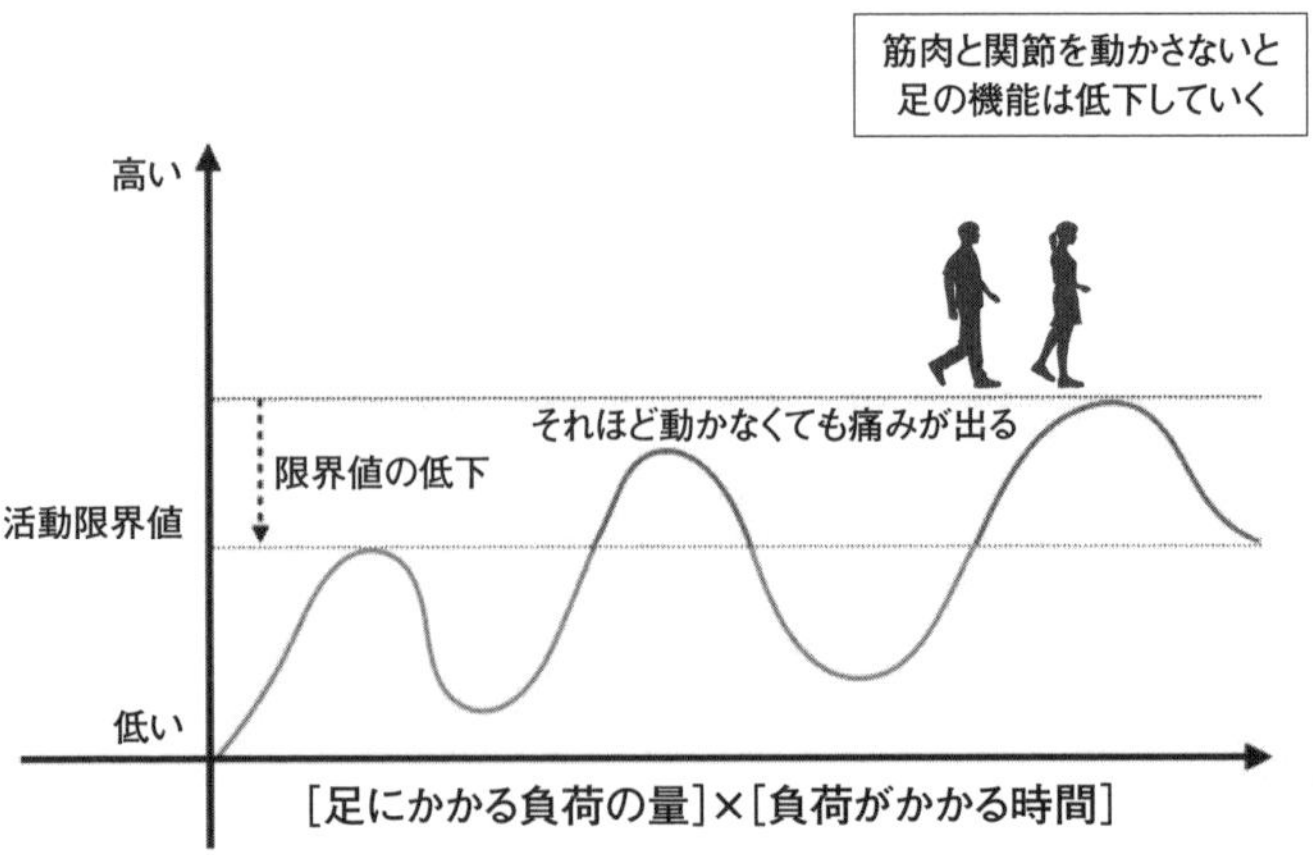
筋肉と関節を動かさないと
足の機能は低下していく
高い
限界値の低下
それほど動かなくても痛みが出る
活動限界値
低い
［足にかかる負荷の量］×［負荷がかかる時間］

しまうのです。

下がってしまった限界値は一気にではなく、徐々に活動量を上げていくことで、元の状態に戻すことができます。無理をせず痛みの黄色信号を感じたら中断し、焦らず少しずつ活動量を上げていくようにしましょう。

また活動限界値は加齢によって徐々に低下していきますので、生涯一定ラインを維持するためには、年齢が上がれば上がるほど自己努力をする必要があります。ただし「歩く」だけでは難しいので、足腰の筋力強化とストレッチにも時間をかけるとよいでしょう。

◇急に運動を始めた【いきなりランニング】

２番目に多いのが、普段運動をしていなかったのに、自粛中に急にウォーキングやランニングを始めて足が痛くなったというケースです。「痛くなるのは運動不足だから」とさらに頑張った結果、激しい痛みで動けなくなってしまい、長期の安静を余儀なくされた人もいました。炎症が起きているのは、休みなさいというサインなのに、正反対のことをしてしまう真面目な人がよく陥りがちな間違いです。

急に長距離を歩いたり走ったりすると、簡単に活動限界値を超えてしまいます。まずは家の周囲を散歩するくらいから始めて、徐々に距離を伸ばしていきましょう。ランニングも最初は２㎞程度からスタートして、少しずつ距離を伸ばすことで自分の活動限界値を押し上げていきましょう。

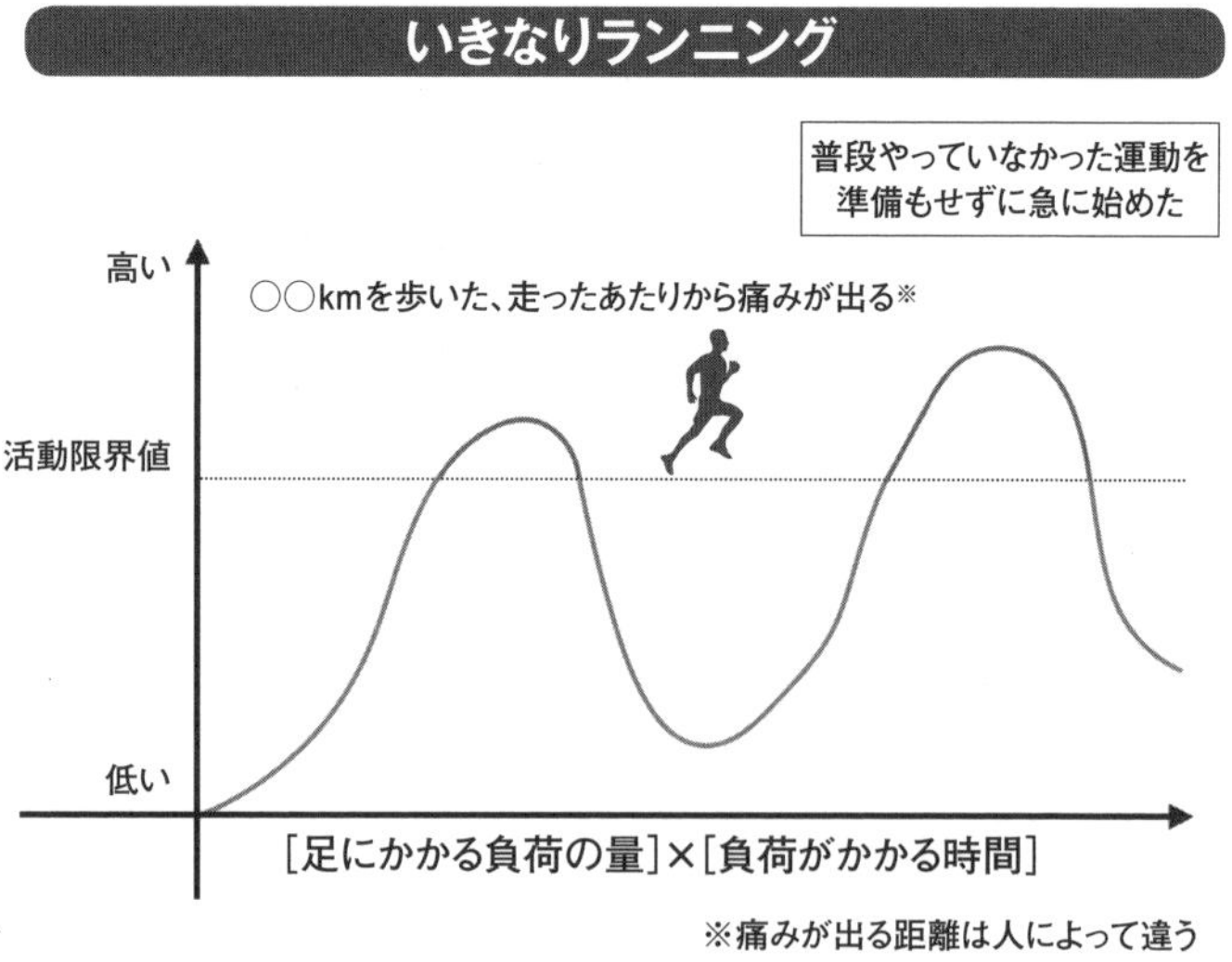
いきなりランニング
普段やっていなかった運動を
準備もせずに急に始めた
高い
○○kmを歩いた、走ったあたりから痛みが出る※
活動限界値
低い
[足にかかる負荷の量]×[負荷がかかる時間]
※痛みが出る距離は人によって違う

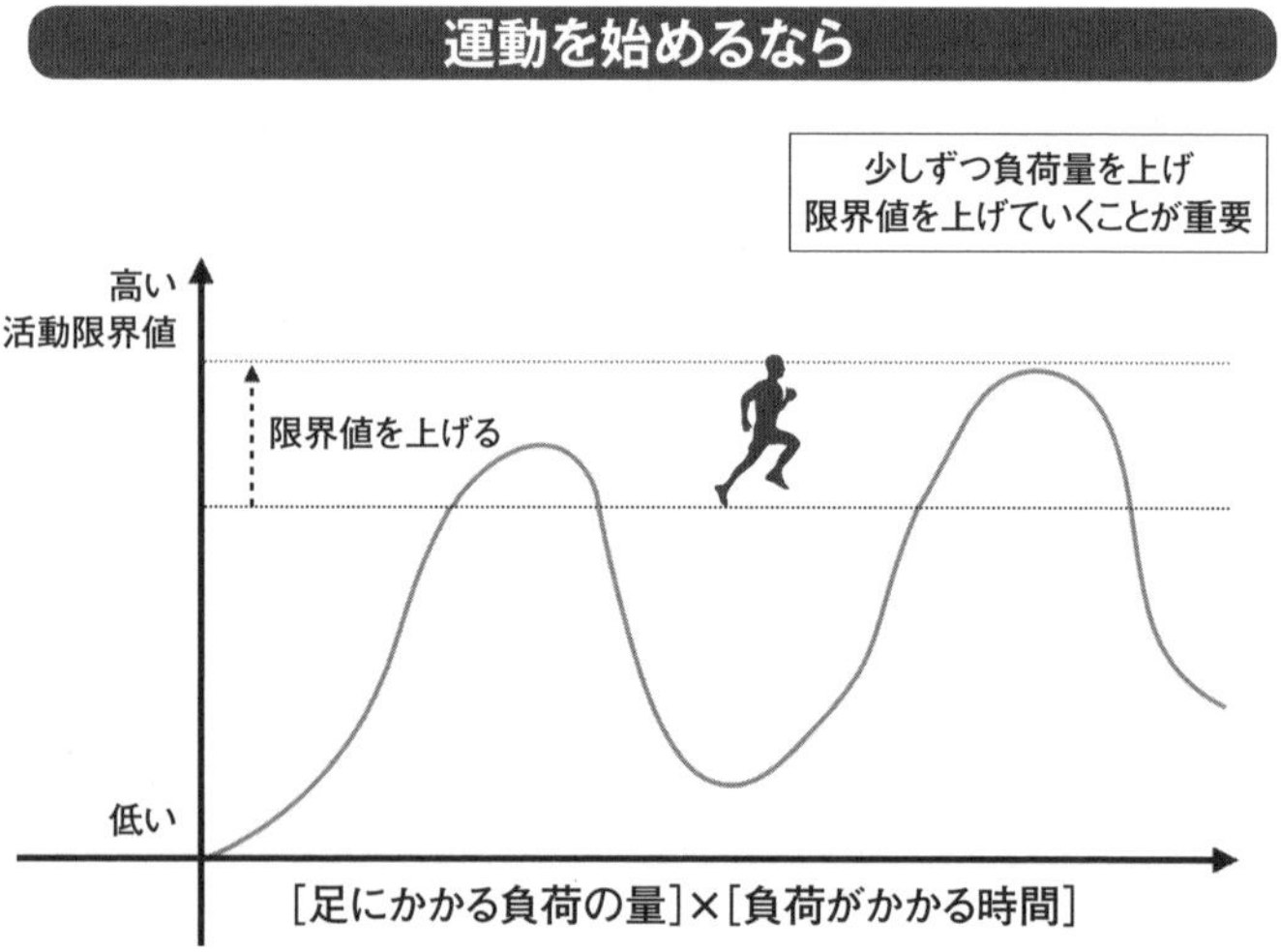
運動を始めるなら
少しずつ負荷量を上げ
限界値を上げていくことが重要
高い
活動限界値
限界値を上げる
低い
[足にかかる負荷の量]×[負荷がかかる時間]

◇自宅でジャンプ【はだし宅トレ】

3番目に多いのが、最近流行の自宅内トレーニング（宅トレ）で足が痛くなるケース。Zoomなどによるオンラインレッスンや YouTube を活用したトレーニングを自宅内で行う人が増えました。スタジオレッスンに比べるとメリットだらけの運動方法ですが、ひとつだけピットフォール（落とし穴）があります。

それは硬いものの上を、はだしで連続的にジャンプするような行為（はだし宅トレ）は、それだけで活動限界値を超えてしまうため注意が必要だということです。足を守るものがないまま運動負荷をかけると、ダイレクトに衝撃が伝わってしまい、痛めるだけでなく疲労骨折を起こしてしまう人もいます。また、足への衝撃を逃がそうと無意識に膝や股関節へ負荷をかけてしまうことで、思わぬところを痛めてしまうこともあります。

自宅内トレーニングを行う際は、なにかクッション性のあるものを敷くとよいのですが、ヨガマットで本格的な運動を行うのは少々不安です。特に片足でのジャンプは自重の何倍もの衝撃が加わりますので、可能であれば厚さ2センチほどあるEVA素材のマットを敷き、はだしではなくシューズを履くようにしましょう。マンションであれば防音効果も期待できます。

はだし宅トレ

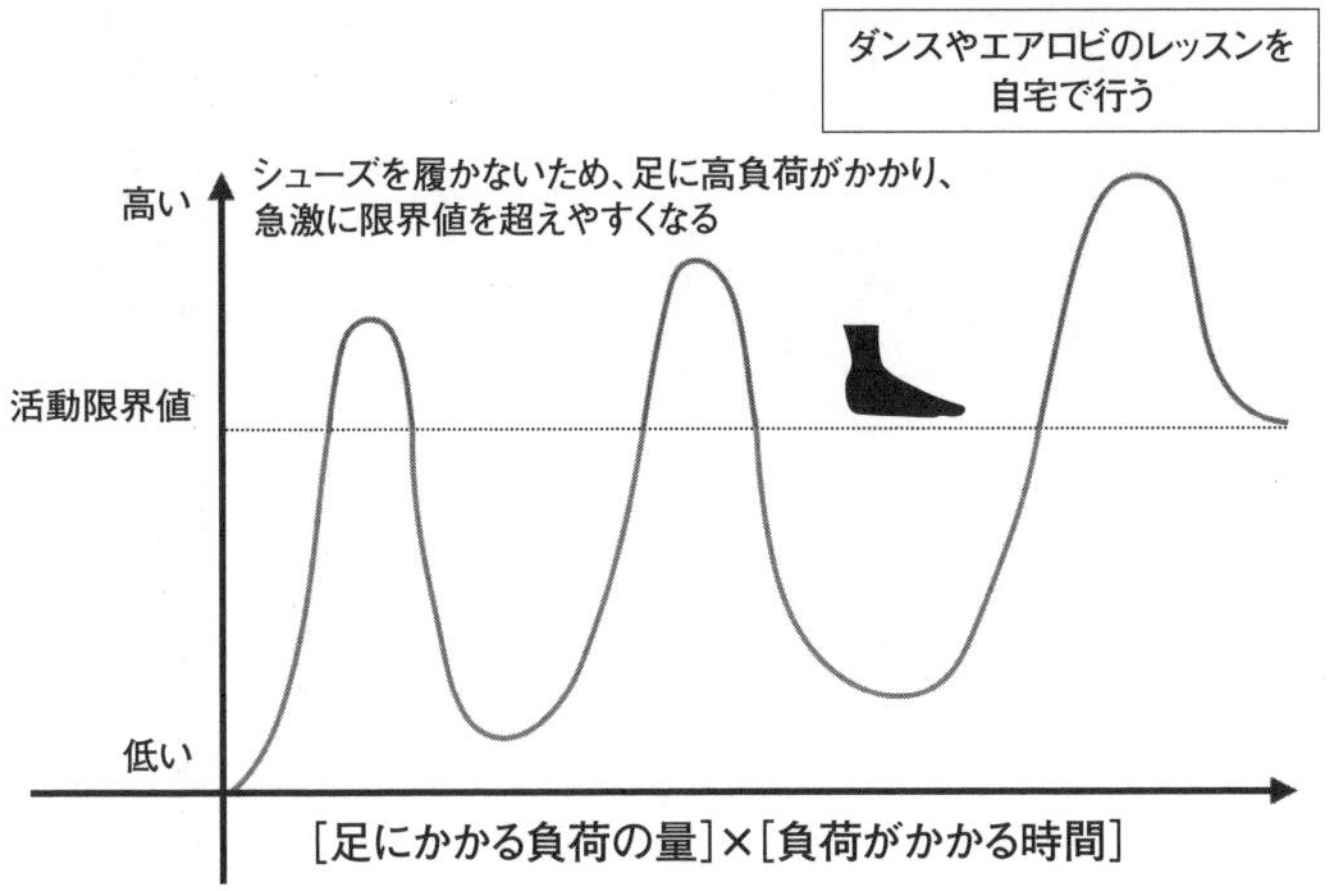
ダンスやエアロビのレッスンを
自宅で行う
高い
シューズを履かないため、足に高負荷がかかり、
急激に限界値を超えやすくなる
活動限界値
低い
[足にかかる負荷の量]×[負荷がかかる時間]

糖尿病の人は小さな足トラブルを見落とさない！

靴ずれやタコのケアをしておけば、切断から足を守れる

序章でもお話ししたとおり、糖尿病による足や足指の切断件数は、日本で年間1万件以上。

ただし、糖尿病の悪化が足の切断に直結するわけではありません。どのような過程で足の切断に至るのか、ぜひ知っておいていただきたいと思います。

糖尿病は、血液内のブドウ糖濃度が高い状態（＝血糖値が高い状態）が続くことで起こります。ブドウ糖が多いと血液がドロドロになるので、すい臓から分泌されるインスリンというホルモンがブドウ糖を筋肉細胞や脂肪細胞に取り込みますが、常に血糖値が高い状態が続くと、すい臓が疲弊。やがてインスリンの分泌が悪くなったり、効き目が弱ったりして、ブドウ糖を処理できなくなります。

ドロドロの血液は細い血管を通ることができません。毛細血管が詰まったり、傷ついたりすることで、毛細血管がたくさんある目の網膜や、腎臓に障害が起きます。また、毛細血管によって養われている神経にも異常が起きます。それが「糖尿病性神経障害」で、体の末梢にある足の神経も、障害を受けます。

最初は足のしびれやかすかな痛みですが、やがて画びょうを踏んでも気づかないほど、神経が麻痺してしまいます。

健康な人は少しでも靴が合わなければ気になりますが、**糖尿病性神経障害が起きている患者さんは、足に合わない靴も平気で履き続けてしまいます。というより、きつめの靴でないと履いている実感がないので、買う段階から間違えています。**そして靴ずれやタコ、ウオノメができても気付きません。

しかも、糖尿病になると、細菌や水虫などの真菌に対抗する力がとても弱くなります。ちょっとした靴ずれから細菌が入り込むと一気に繁殖。抗生物質では抑えきれず壊死が始まり、それが命に関わってくると足を切断するしか選択肢がなくなってしまうのです。

つまり足の切断の直接原因は、糖尿病の悪化ではないということです。足に合った靴を履き、日ごろから足をよく観察し、巻き爪やタコなどの小さな足トラブルに気付いて対処していけば、たとえ糖尿病性神経障害になったとしても、足を切断する事態には陥らずにすみます。

すでに糖尿病と診断されている人はもちろん、血糖値が高めな人も、足を観察する習慣をつけてください。そしてインソールを活用したり、硬い筋肉をストレッチするなどして、足の負担を減らすことを心がけていただきたいと思います。

まだまだある！　足のトラブルを改善するセルフケア

こむら返りや冷え、むくみ、気になるにおいを解消

受診したほうがいいか悩む、足の小さなトラブルや不快感。セルフケアで治る場合もあるので、ぜひ試してみてほしいと思います。ただし、いずれのトラブルも、病気のサインである可能性もあります。ケアしてもよくならない、再発を繰り返すという場合は、一度医療機関を受診してみましょう。

◇こむら返り

ふくらはぎが突然つってしまう症状です。汗をたくさんかいて電解質のバランスが崩れたり、血流障害によって起きるとされますが、ふくらはぎの負担が大きいせいで起きている場合もあります。

応急処置としては、ふくらはぎの筋肉を伸ばせば、けいれ

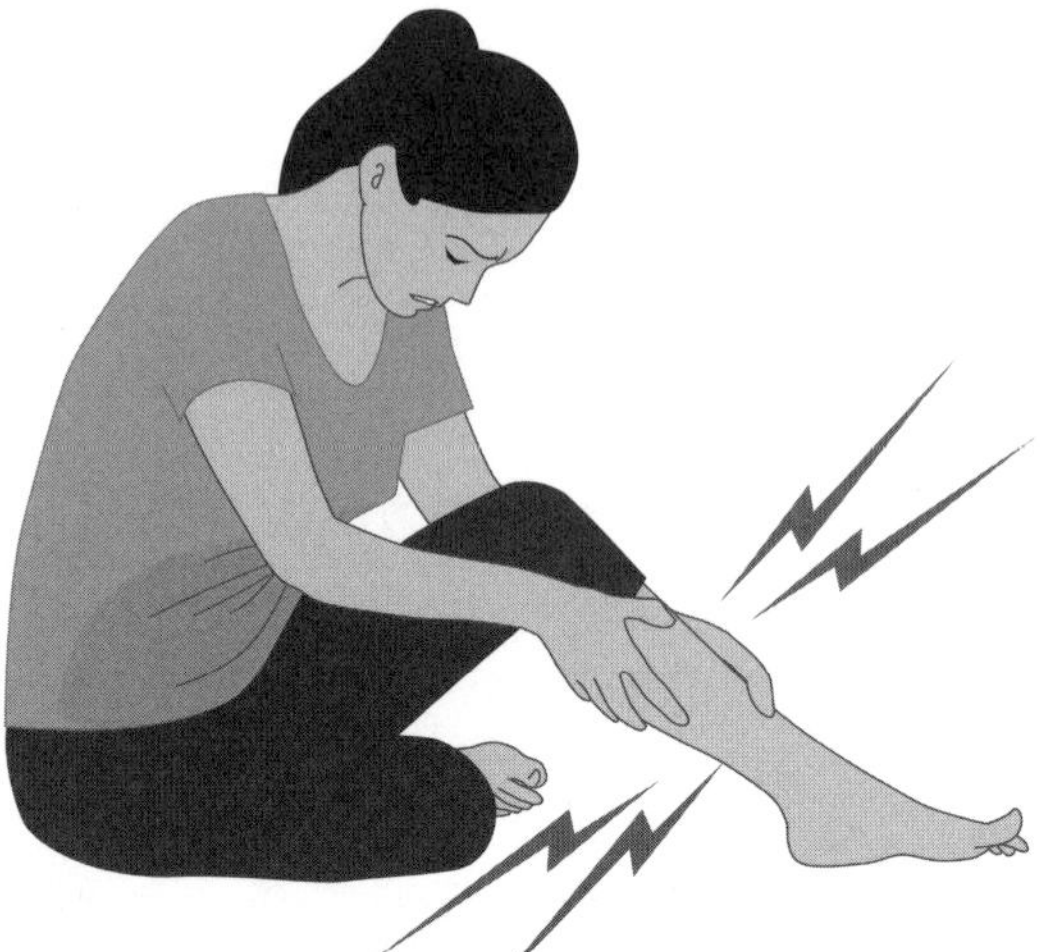

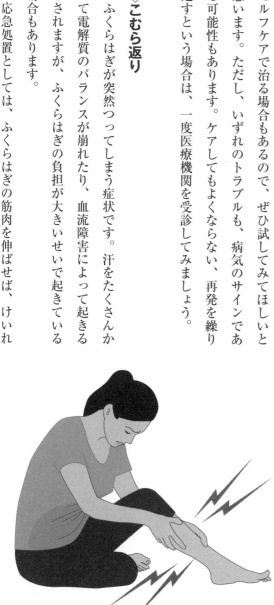

んは治まるでしょう。

ふくらはぎの負担が大きくなってしまうのは、足アーチが崩れて足元が不安定になっていたり、お尻の筋肉が弱っていることが根本原因。足元の不安定さや、お尻の筋力低下を、ふくらはぎの筋肉ががんばってカバーしているせいで疲労がたまっていると考えられます。

しょっちゅう足がつる人は、インソールで足アーチを支えてあげるのがおすすめです。

◇足の冷え・むくみ

足の冷えは、男性よりも女性に多い悩みです。女性は筋肉量が少なく、足から心臓へ血液を戻す力が弱いため、冷えやすいという特性があります。また、冷えとセットで起きるのがむくみ。冷えればリンパ液の流れも悪くなり、排出されるべき老廃物がたまってしまうからです。

冷えを放置すれば皮膚の新陳代謝が滞ってかかとにひび割れができたり、皮膚の一部の免疫力が下がり水虫やイボなどの感染を起こす危険が高まります。むくみは脚が太く見えるだけでなく、夕方になると靴がきつくなるなど、トラブルの原因にもつながります。

冷え、むくみとも、アキレス腱（腓腹筋とヒラメ筋）トレーニング（43~45ページ参照）をして下半身を動かしたり、靴下やレッグウォーマーで足首を温めることが改善につながります。

もし足の甲に触れても血管が脈打っているのを感じられない、足の指に毛が生えていないという場合は、ひどい血流悪化が起きている可能性があります。また、膠原病など内科の疾患が原因の恐れもありますので、そのような症状があれば早めの受診をおすすめします。

◇足のにおい

においの原因は、雑菌です。普通の石けんで十分ですが、水虫などが心配な場合はミコナゾール硝酸塩入りの薬用石けんを使い、しっかりと足を洗うようにしましょう。また、汗や皮脂を抑えることで、雑菌の繁殖を抑制できます。ミョウバンが配合されたデオドラント製品を使ってみてもいいでしょう。

靴の中が蒸れると雑菌が繁殖しやすくなりますから、汗をかいたら靴下やストッキングを替えるのも手。また、靴は2日続けて履かず、1日履いたら新聞紙を詰めて湿気を取る、靴箱を開けて風を通すことなども、足のにおい撃退に役立ちます。

第7章

正しい靴の選び方

サイズ、かかとの形が合う靴を探すのが靴選びの第一歩
レングス、ウィズがぴったりでかかとがフィットする靴を探そう

足にトラブルを抱えて来院される患者さんの数は、前述したように中学、高校、社会人、それぞれの1年生に多いと感じます。恐らく指定靴や慣れないパンプス、革靴などが原因でしょう。そのくらい、靴選びは足の骨格構造維持に大事な要素です。デザインや価格を優先して靴を選び、「キツいけどかわいいから履く」「痛くても無理して履き続ける」とガマンするのは、足の健康にとっては最悪です。足アーチが崩れ、やがて大きなトラブルへと発展しかねません。靴に足を合わせるのではなく、足に合う靴を選びましょう。

◇靴選びの基準はレングスとウィズ

靴を選ぶ際に、基本となるのはサイズです。靴のサイズにはレングス（足長）とウィズ（足囲）の2種類があります。

レングスとはかかとからつま先までの長さのこと。日本の靴のサイズは22・5センチ、23センチ、23・5センチというように、0・5センチ刻みが一般的です。そしてウィズとは親指と小指の付け根部分

を含む足の周囲のサイズのこと。一番細いのがA、一番太いのがFで、女性の場合は全部で9段階。同じ23・5センチでもEなのか、3Eなのかで、合う靴は違ってくるということです。

ただし、各レングスごと9段階ずつウィズを取りそろえているメーカーはまずありません。多くても2～3種類。ウィズは1種類のみで、レングスしか選択肢がない靴もたくさんあります。また、「同じレングスでもメーカーによって大きめ（or小さめ）といった違いもあります。

だからといって「だいたいのレングスサイズしか分からない」という認識では、正しい靴選びのスタート地点に立てません。自分のレングスとウィズのサイズを、きちんと把握しておきましょう。靴のフィッティングのプロである、シューフィッターのいる店で計測してもらうことも可能です。

足首を真っすぐキープしやすい靴を選ぶ

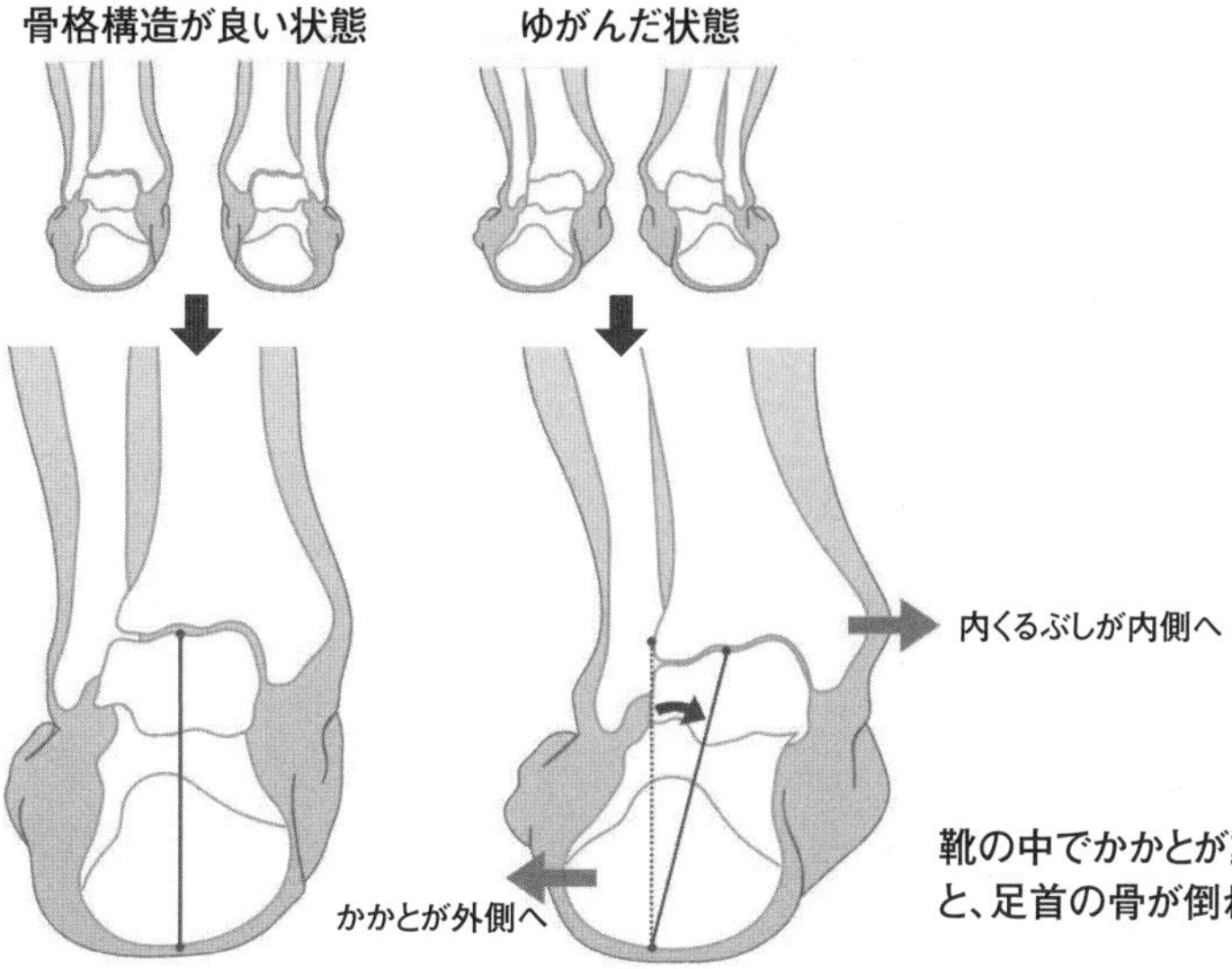
骨格構造が良い状態
ゆがんだ状態
内くるぶしが内側へ
かかとが外側へ

靴の中でかかとが動くようだと、足首の骨が倒れやすい。

◇自分のかかとに合うメーカーを知る

サイズの次に合わせたいのは、かかとです。

特に足にトラブルを抱えている人は、必ずかかとがフィットする靴を選びましょう。

扁平足でアーチが崩れやすい人は、体重がかかる1歩1歩で、足首が内側へかかとが外側へと動きます。靴のかかと部分（ヒールカップ）と足のかかと部分が合っていないと、足アーチは崩れ放題ですが、フィットしていればそれだけで、ある程度の抑制効果が期待できます。

ヒールカップの形は、メーカーごとに自社専用「型」を持っています。どのメーカーのものが自分の足に合うのか知っておくと、靴選びをしやすくなります。

ヒールカップとかかとの形が合っていれば、その靴は「ぴったり靴」といっていいでしょう。レングスやウィズはひもなどである程度は調整できますし、つま先が狭ければストレッチャーなどで広げることも可能です。

足アーチのゆがみが心配な人や、靴ずれができやすい人には、かかとに「ヒールカウンター」という芯が入っている靴がおすすめです。ヒールカウンターにはかかとの骨が倒れないよう支えてくれる役目があり、足アーチの崩れを防いでくれます。ただしこれは前に進むことが前提で、横ステップのような動き（ダンスやテニスなど）はできなくなるので、適材適所で使い分けるとよいでしょう。

スニーカーに限らず、革靴でもヒール靴でもヒールカウンターは装着されています。ゆがみが大きな人はしっかりしたヒールカウンターがある靴を選びましょう。

靴はネットで買ってはダメ。必ず試着を！

靴ひもやベルトをしっかり締めてから歩いて確認する

最近では、洋服をバーチャルで試着できるシステムもあるようです。「靴でもバーチャル試着ができないか」とＩＴ企業から相談を受けたりしますが、現在の技術では難しいと説明しています。というのも、足は形だけでなく柔軟性も人によって異なり、歩いたときに足のアーチがどこまで落ちるかの変化率が違ってくるからです。また、足は靴の中で前後、左右、上下と3次元的に動くため、立っているときはよかったのに、歩くと痛いという現象も起こります。バーチャルでの試着はほぼ不可能ですし、試し履きをするだけでも不足。試着した上で、必ず歩いて確認しましょう。

ちなみに、私は靴をネットで買っています。でもそれは自分の足に合った「ぴったり靴」に出合えたからで、いつも同じメーカーの同じモデル、同じサイズのものを注文します。色だけは毎回違うものを選びます。

◇3つの面で足を固定

靴というのは本来、歩く動きをサポートするための道具（ツール）です。試着の際には、スムーズに

甲とかかとで固定

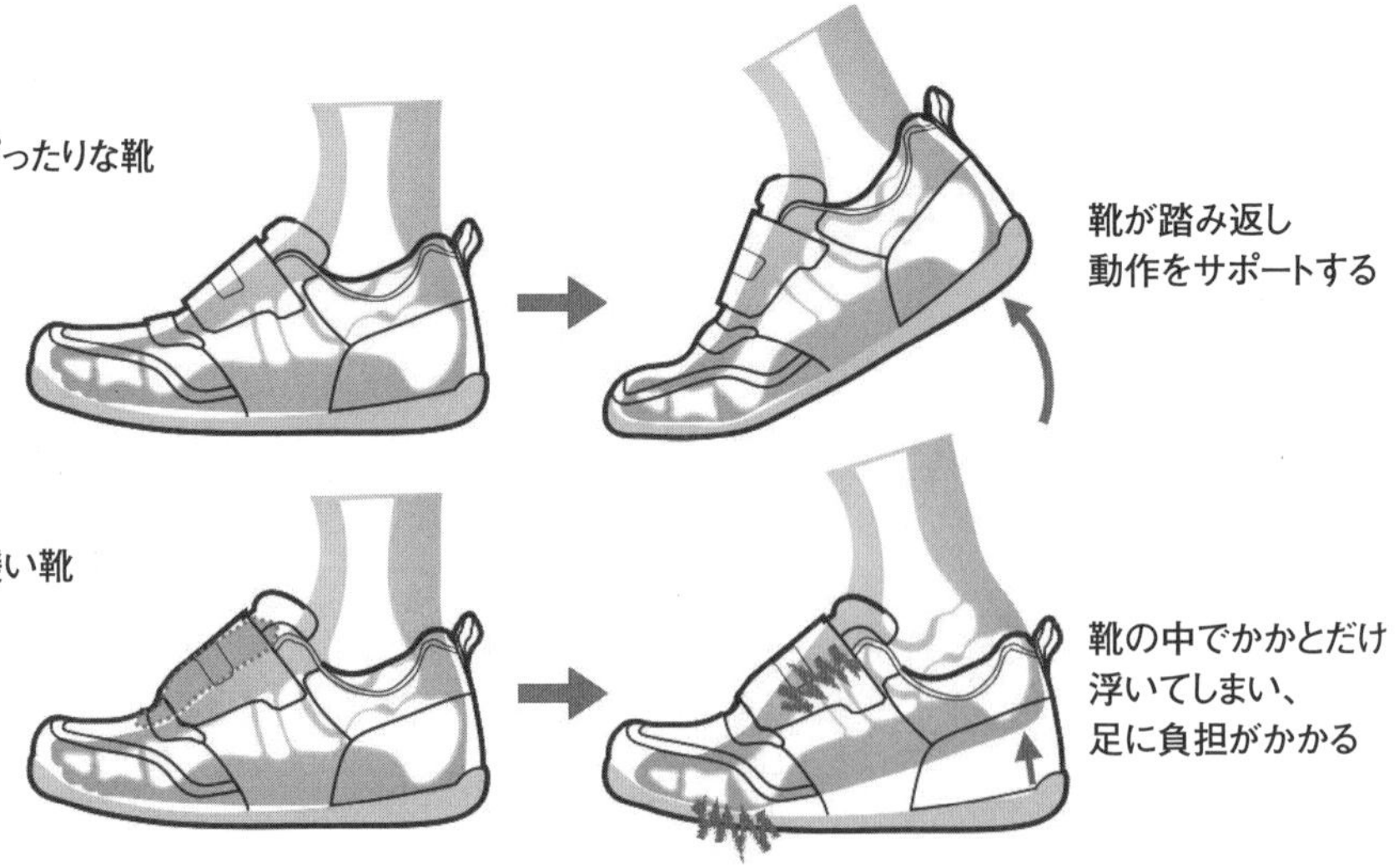
ぴったりな靴
靴が踏み返し
動作をサポートする
緩い靴
靴の中でかかとだけ
浮いてしまい、
足に負担がかかる

歩けるかどうかに焦点を当ててチェックしましょう。

足のアーチ構造が崩れるとき、甲の部分が内側へ横回転しながら崩れ、上下方向に動きます。このとき三角アーチ構造の底辺部分が少しだけ伸びて前後方向にも動きます。また、これと連動してかかとの骨が横向きに倒れて、そこを中心に足が左右方向に動きます。

そのため、靴は「上下・前後・左右」3方向の動きに対して、3つの面でコントロールしてあげることが理想で、そのためには「かかと」「甲」「土踏まず（アーチ）」の3面を立体曲面としてとらえる必要があります。

すなわち、ヒールカップやヒールカウンターでかかとの左右の揺れを抑制し、靴ひもをしっかり結んで甲の形状に合わせることで前後方向の動きを止め、さらに下からインソールなどでアーチ部分を支えてあげることで上下方向の動きをコントロールします。そしてこれらにより靴と足は一体化して「歩行のためのサポートツール」として機能するのです。

◇靴は正しく履く

理想的な靴に出合えても、正しく履かなければ意味がありません。ですので、試着のときは、まずかかとを軽くトントンと地面に当てて合わせます。つま先をトントンしている人を見かけますがこれは間違いで、その後の靴ひも結びのときにぴったり合わせることができません。

かかとの深さは、浅すぎず、深すぎず。上端がアキレス腱に当たらないくらいが最適です。

かかとを合わせたら、次は靴ひもで甲を合わせます。革靴やスニーカーなど、ひもやベルトで調整できるものはしっかり締めて甲を固定しましょう。

かかとと甲の2か所で固定されれば、ある程度、靴と足が一体化して、踏み返しの動作をサポートすることができます。でもひもやベルトが緩かったり、甲が浅く脱げてしまいそうな靴だったりすると、靴の中で足だけが踏み返す動作をすることになります。すると脱げまいと無意識に指に力が入るため、足に余計な負担がかかって疲れてしまいます。ふくらはぎも疲れやすくなります。

せっかくの高価な靴でも、靴ひもをきちんと結べていなかったり、甲の固定が緩くては機能を十分発揮できません。

足に痛みを抱えている人は「靴に当たってすれないよう、大きめのサイズを選ぼう」と考えることもあるようです。緩い靴は、靴の中で足が浮いて、指先に余計な力がかかったり、スムーズな踏み返し動作ができなくなったりします。足にトラブルが出やすい人は、サイズの大きな靴や、ムートンブーツのように中で足が自由に動く靴は、避けたほうが無難でしょう。

◇アウトソールは、指の付け根部分だけが曲がるか確認

歩くときに曲がっていいのは足首と指の付け根だけです。

靴底（アウトソール）が必要以上に厚くて「ぽっくりげた」のような構造の靴は、指の付け根がまったく曲がらないため、踏み返し動作が正しくできず、とても疲れます。逆にアウトソールが薄くて完全にフラットなペタンコ靴は、一見ラクそうに思えますが、これもダメです。扁平足の人はアーチが低すぎるため踏み返し動作の直前、甲の部分に大きな逆反りの力がかかります。インソールで下からコントロールできていればよいのですが、それがない場合は靴がそれを担う必要があります。ですので、靴のアウトソールは指の付け根でしか曲がらない構造であることが理想で、よく考えられた靴はバネのように踏み返し動作をサポートしてくれます。

また、履いたときに、かかとと指の高低差（＝「ドロップ」といいます）が5～10ミリあると、靴が踏み返しをさらにサポートしてくれます。アウトソールの素材は、ある程度厚みがあり地面からの衝撃を吸収してくれるもので、硬度とクッション性を兼ね備えた発泡素材が良いでしょう。

踏み出すときにつまずきにくくなるよう、通常つま先部分は少し浮くように作られています。

◇インソールは土踏まずが盛り上がっているものを

靴底（アウトソール）だけではなく、靴の中、インソールも大切です。

土踏まずのあたりが盛り上がっていて、足アーチをサポートするような形状になっているのがベストです。ただし、インソールを立体的に作っている靴は高価ですし、そのインソールが自分の足に合わないこともあります。

足にトラブルを抱えている人は靴とは別に、自分の足アーチに合うインソールを持っておくことをおすすめします。靴を購入する際は、そのインソールを持参の上で試着を行い、足が3つの面で固定できているかを確認すると、いろいろな靴が「ぴったり靴」に早変わりします。

靴を選ぶときにチェックしたい9の項目を、次ページにまとめました。すべて満たす必要はありませんが、試着のときの参考にしてみてください。

靴選びの9チェック項目

❶足の甲がきちんと覆われている

→甲の高さは人それぞれ異なる、ファスナー等であれば脱着がしやすい

❷甲の部分はひもかベルトで固定（かかとが浮くと靴の力で蹴り返せない）

→脱げてしまいそうな靴を履くと、無意識のうちに力が入ってしまう

❸指の付け根の関節部分でしか曲がらない

→ひもやベルトで甲とかかとを固定すれば、靴が踏み返し動作の手助けをしてくれる

❹ドロップ（かかとと指の高低差）が5～10ミリ程度

→踏み返し時間が短くなるため、前に進む動きに対しては機能が上がる

❺かかとを包む部分（ヒールカップ）が硬くてフィットしたもの

→靴が自分のかかとと適合しない場合、他のメーカーから探すのも選択肢

❻インソールは土踏まずが立体的で取り外しが可能なもの

→コストは上がるが、自身に適合したものと入れ替えることが可能

❼アウトソール（靴底）は先端部分が浮いていて、硬すぎず、軟らかすぎず、厚みがあり左右対称

→靴自体での衝撃吸収も必要、先端部分は浮いていないと踏み出すときにひっかかる

❽靴の中でつま先の余裕が5～10ミリ程度

→足が少したわみ前後に伸びることで衝撃を吸収、少し滑ることで衝撃を逃がす

❾素材は適度に伸びて発汗性に優れているもの

→さまざまな足の形に適合していく

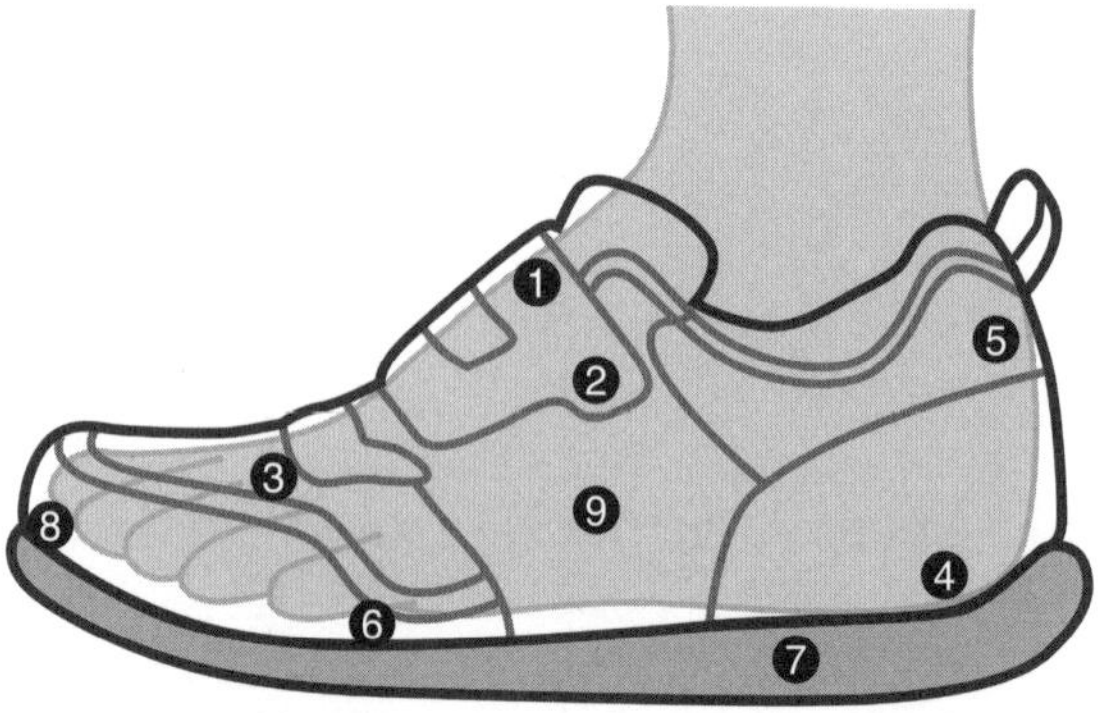

足を3つの面で固定！

足の骨格構造を崩しやすい靴

ミュールやダイエット用スニーカーは要注意!

足の骨格構造が丈夫な人であれば、どんな靴を選んでも大きな問題はありません。一方、構造が弱い人が、さらに構造をゆがめるような靴を履くと、どんどん足アーチが崩れていきます。できれば避けたいという靴を覚えておきましょう。

◇ヒールの高さが4センチ以上あるパンプス

足は、体重をかかと側に7割、つま先側に3割のバランスで受け止められるような骨格構造になっています。このバランスを保てるヒールの高さは、4センチまで。それ以上高いヒールになると、足が前にずれ込み、指先や指の付け根の負担が大きくなって耐えることができません。

たとえ4センチ以内でも、ピンヒールはかかとがグラグラして不安定なので、避けたほうがいいでしょう。足の骨格構造が弱い人はただでさえ足が不安定なので、靴は安定感のある太めのヒールやウェッジソールを選びたいところです。

靴は甲の部分まで覆われていて、ひもかベルトで固定できるものが理想です。甲の浅いパンプスを履くときは、甲を押さえる透明バンドを使って足と靴を固定するのがおすすめです。

足に悪いと分かっていてもＴＰＯでどうしても履く必要があるなら、例えばオフィスで接客の時間だけピンヒールを履き、通常業務や通勤はスニーカーに履き替えるなど、足の負担を軽くする工夫をこらしましょう。

◇バックストラップのないミュールやサンダル

つっかけるだけのミュールやサンダルは、足がラクと勘違いしている人が多いようです。座りっぱなしのオフィスで履くなら構いませんが、１日中履くことはおすすめできません。かかとから足首にストラップがあり、固定されているものを選ぶか、パンプスと同様、ＴＰＯに合わせて短時間だけ履くようにしましょう。

脱ぎ履きしやすいスリッポン（ひもや留め具のない靴）も、本来は室内履きです。

ちなみに、学生靴の定番とされているローファーは、「ぐうたら」という意味があります。脱ぎ履きはラクですが、靴と足を一体化させるには不向き。指定靴などでどうしても履く必要がある場合は、インソールと組み合わせることをおすすめします。それでも足が痛くなってしまう場合は、学校側に相談しましょう。

◇靴底が不安定に作られている靴

ダイエット効果をうたって、靴底をわざと不安定な構造に作っている靴もありますが、足の骨格構造や、歩行のサポートという観点から考えると、おすすめできません。

また、速く走れることをうたった子ども用の運動靴に、わざと靴底を左右非対称にしているものがあります。トラックを走るときだけに履くならともかく、1日中履くのはNG。足の発達・発育過程で履く靴としては、トラブルの原因とならないか注視している靴です。

◇素足で靴を履く、はだしで過ごす

靴選びとは少々話が変わりますが、はだしで過ごすのも危険です。

素足にローファーやスニーカー、パンプスを履くのはやめましょう。

ストッキングが1枚あるだけで、余計な摩擦を防ぎ足の負担を軽減します。足は汗をかきますから、できれば吸水性に富んだ綿素材の靴下が理想です。

合わない靴を履いて痛い思いをするくらいなら、はだしが一番と思うかもしれません。「はだし保育」を実践している幼稚園などもあるようですが、体重が軽くて足に柔軟性のある子どもならともかく、一緒になってはだしで仕事している先生や職員が足のトラブルを起こすことが多いようです。足に問題の多い大人がはだしで生活すると、親指の付け根や甲、かかと辺りに痛みを感じるようになってきます。

足に合った靴は、足を守ってくれる大切なもの。素足だから足にいいとは限らないのです。

コラム

甲高の人と、かかとが小さな人は靴選びが大変

スポーツの国際大会、特に柔道や空手などで選手の足をよく見てみてください。日本人選手は扁平足の足裏全体で床をしっかりとらえ、かかとも大きくて安定していることが分かると思います。足の構造と機能は民族間で異なり、アジア人は扁平足でかかとが大きい傾向があります。逆に欧米人は甲高でかかとが小さいと言われています。

このことから、例えば日本の市場で靴を販売する場合、どうしても日本人という集団の傾向に合わせてデザインする必要がありますので、甲の高さは低め、ヒールカップは大きめということになります。

それにより多くの日本人は日本で靴を購入する場合に限り、自分の足に合ったものが見つかりやすくなるのですが、その規格に当てはまらない「甲高の人」と「かかとが小さい人」は、ぴったり靴に出合うことができません。かかとが小さい人は、どんな靴を選んでもパカパカ動いて脱げてしまいます。また甲高の人は、レングスに合わせれば甲がきつくて入りませんし、甲の高さに合わせれば、靴のサイズが大きくなりすぎてしまいます。合う靴がなければ足への負担が増え、どうしてもトラブルが多くなってしまうのです。

心当たりがある人は、国内よりも海外メーカーに目を向けてみるのもよいでしょう。

第8章

子どもの足トラブルと女性のフットエイジング

大きすぎる靴、キツすぎる靴が子どもの足を変形させる

子どもの靴こそピッタリサイズを選んであげよう

歩き始めたばかりの子どもは、みんな扁平足です。跳んだり走ったり、足をたくさん使うことで、足アーチが形成されていきます。足アーチが完成されていくのは9~10歳頃までです。

つまり歩き始めてから9~10歳までの期間は、足アーチを作る大事な時期ということ。

この時期の靴選びはとても重要で、足にピッタリ合う靴を履くか、そうでないかで、足の一生の健康が決まるといっても過言ではありません。

ここで気をつけたいのは、子どもは靴が足に合わなくても、なかなか痛みを訴えないという点です。成長過程の足は、硬い骨ではなく軟らかい軟骨だらけなので、合わない靴でも、履きこなせてしまうのです。

そこが問題で、合わない靴は足の成長を妨げ、将来大きなトラブルを引き起こす可能性があります。幼い頃からピッタリ合う靴を選んであげましょう。

子どもの足

6か月頃（乳児期）

骨は軟骨でとても小さく、離れている状態。

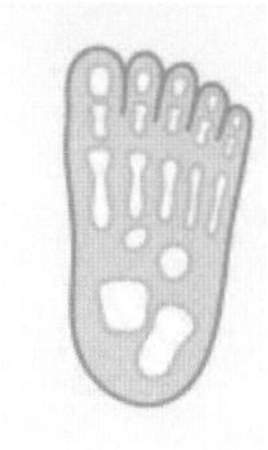
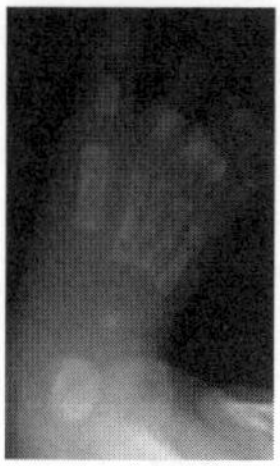

4歳頃（幼児期）

動きが活発化してくる頃。骨自体は軟らかい状態。成長途中だが数が揃ってくる。

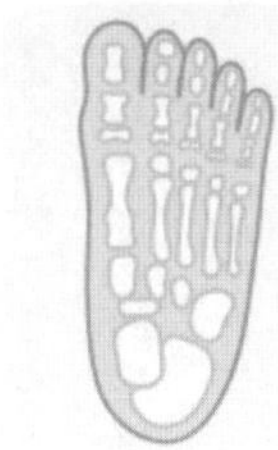
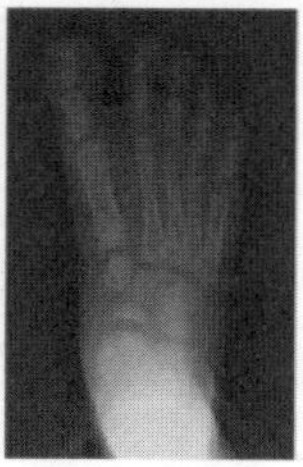

13歳頃

骨自体が硬くなる安定してくる。骨がきちんとかみ合うようになり、アーチの形成が進む。

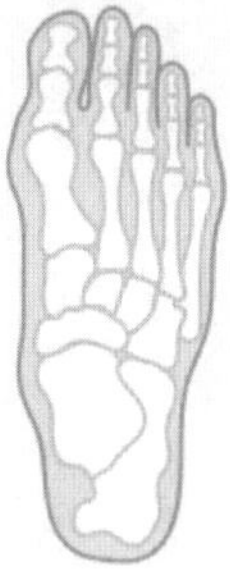
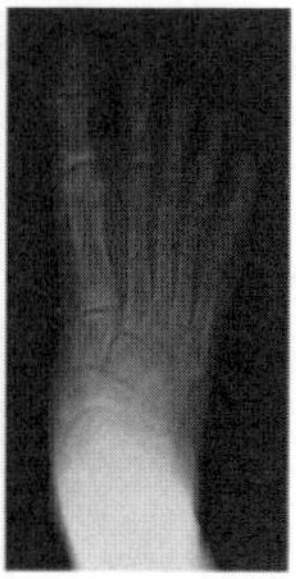

赤ちゃんの足の骨はほとんどが軟骨で、とても小さい。かかとの骨も非常に小さく、軟らかいため不安定。成長するにつれて足の骨も成長し、18歳頃までに大人のような完全な骨になり、足の形状も決まる。

◇歩き始めは足首まで覆う靴を

歩き始めは、体全体でバランスをとりながら前へと進んでいきます。足はまだまだ未発達なので、足首まで覆うハイカットの靴が足全体を安定させてくれます。ただしハイカットの靴だと足首を使いにくいというデメリットがあります。成長に伴いよく転ぶと感じたり、もしくは走り出すようになったら、足首が自在に動く、くるぶしまでのスニーカーのほうが動きやすいでしょう。

スリッポン（ひもや留め具のない靴）は、子どもがひとりで履きやすい靴ですが、履きやすいということは脱げやすい靴です。大人はひも靴が理想ですが、子どもは自分できちんと結べないので、マジックテープの靴で構いません。甲をしっかりと締められる靴を選んであげましょう。

◇半年に一度はサイズをチェックする

個人差はありますが、子どもの足は2歳まで半年に1センチ、それ以降は1年で1センチ伸びていきます。サイズが小さくなったことに気付かないまま履き続けていると、靴の中で足の指が曲がってしまい、足の発達に影響が出てきます。

すぐに小さくなるからと、大きめサイズを買うのも考えものです。歩くたびに足が前にずれて歩きにくい上、足の発達にもマイナスです。

半年に一度はサイズをチェックして、年に2回は買い替えるつもりで考えておく必要があります。

靴は足の実寸より5ミリほど大きいのが理想のサイズです。サイズのチェックは、靴のインソールを取り出して、その上で立たせてみましょう。立って体重が足に乗ると足アーチがつぶれて少しだけ前方に伸びます。座ったままではなく、立った状態で5ミリの余裕を確認することがポイントです。

インソールが外せない場合や、サイズが合っているかよく分からない場合は、店員さんに測ってもらうといいでしょう。

◇中古の靴は、すり減りと変形をチェック

子どもの場合、まだ十分履けるのに、サイズアウトすることもあります。リサイクルショップやお下がりは、状態がよくても注意が必要です。前に履いていた子の癖がついていると、そのせいで、足アーチの形成に悪影響を受ける可能性があるからです。

中古の靴を履かせる場合は、靴底をチェックしましょう。すり減りが激しいものや、靴の形がゆがんでいるものは、やめておいたほうがいいと思います。

大人の靴選びでも触れましたが、「速く走れる」とうたっている靴は靴底を確認してください。トラックを左回りに走りやすくするために、左右非対称なつくりになっているものがあり、そうした靴は普段履きに使うと、足アーチの発達・成長に左右差ができる恐れがあります。

靴底が左右非対称の靴は、トラックを走るとき限定と割り切ってください。

子どもの靴も、ＴＰＯに応じて選んであげましょう。

子どもの足トラブルを見逃さない！

痛みを訴える前に気付いて対処を

子どもは体全体が柔らかく補整能力も高いため、足の骨格構造に弱点があっても、他の部位で補うことができます。子どもが足の痛みを訴えることはまずありませんから、足トラブルに気付くには、お子さんの足を日ごろから観察する必要があります。

特に見てほしいのは、足首の傾き。歩く、走るなどしているときに、後ろから足首を見てください。足首が内側や外側に倒れすぎていないか、倒れ方に左右差がないかなどが、足トラブルを見つけるヒントです。片腕だけ振って歩いているのも、足の骨格に左右差があるサインかもしれないので、注意してあげましょう。

日本人の7割は扁平足です。

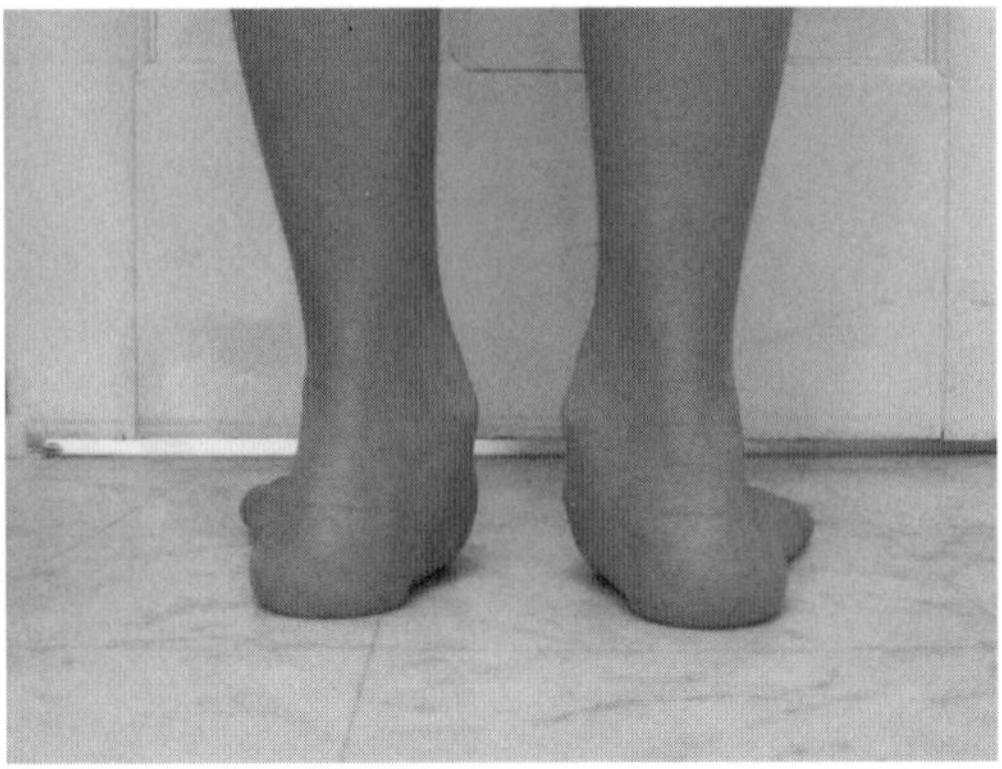

重度の扁平足になっている子どもの足。後ろから見ると異常に気付きやすい。

子どもの扁平足チェック法

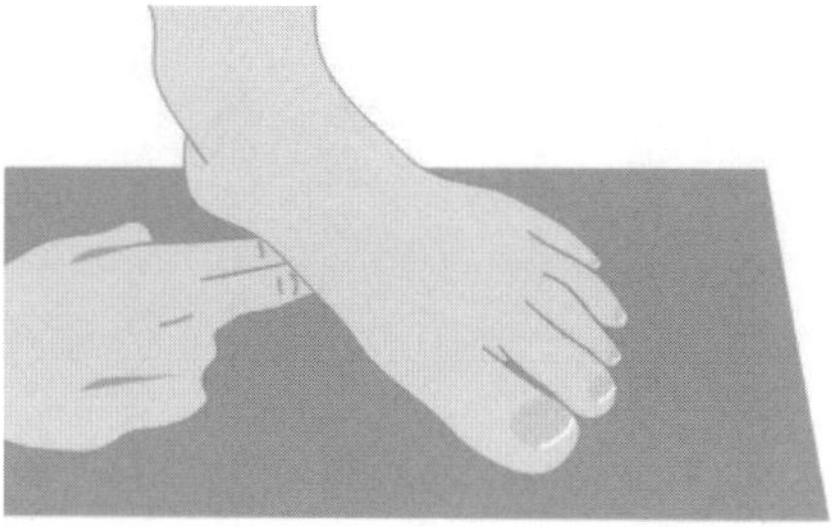

やり方

①子どもを真っすぐ立たせる。このとき目線は落とさず、真っすぐ前を見させる。
②土踏まずの部分に2本指を第1関節まで入れ、土踏まずが持ち上がるかを確認する。
→持ち上がる場合：問題なし
→持ち上がらない場合：扁平足の可能性あり

扁平足でも問題ないことがほとんどですが、度を越えたものは話が別です。お子さんの足首が内側に倒れ過ぎているなら、注意深く観察を続けてください。

でも慌てる必要はありません。扁平足といっても、9～10歳になるまでの子どもはみんな扁平足。それまでの間に、だんだんと足アーチが形成されていきます。

幼い頃に合わない靴を履いていたり、運動不足だったりすると、うまく足アーチが形成されていないこともあります。お子さんが小学校高学年（11歳）以上で、足首の倒れが気になるようであれば、上記の扁平足チェックテストをしてみましょう。

◇子ども用インソールを試して

足アーチがつぶれた扁平足＝足のトラブルではありません。特に問題がなければ様子を見るだけで構いませんが、「走るのが他の子と比べて極端に遅い」「疲れやすい」「姿勢が悪い」「夜中に足を痛がる」などの兆候が出ているなら、骨格構造の崩れが日常生活に悪影響をおよぼしている可能性が考えられます。

足アーチが完全につぶれた重度の扁平足の場合、足が内側にねじれた状態で歩くため、体のバランスが崩れ、足の筋肉や関節などに大きな負担がかかります。また、効率よく蹴り返して歩くことができないため、大量のエネルギーを消費することになり、少し歩いたり走ったりするだけで疲れやすくなります。「まだ子どもだから足トラブルとは無縁」と、思い込むのは危険。実際、クリニックには、足にトラブルを抱えたお子さんが多数受診しています。幼稚園に通う子どもから激しいスポーツをする高校生まで、年齢もさまざまです。

足アーチの崩れの左右差によって、結果的に脚の長さに左右差がでてくることもありますし、タコやウオノメ、陥入爪や外反母趾になっていることもあります。子どもは体重が軽いので、よほどの力がからない限りタコ・ウオノメはできません。もしできていれば原因を詳しく調べる必要があります。陥入爪は爪が巻いているのではなく「ねじれた皮膚の爪食い込み」ですが、こちらも同様、親指の先端に大きな力学的負荷がかかっている可能性があります。子どもの外反母趾は骨格構造の遺伝であることがほとんどなので、それ以上進行させないよう靴やインソールを上手に活用しつつ、成長が止まった段階で手術なども行います。

外反母趾に限らず足のトラブルのほとんどは、足に合った靴選びとインソールを活用することで改善されていきます。また、子どものうちから適切な対処をしておけば、大人になってから、大きなトラブルに発展するのを防ぐことができます。

インソールは、子どもサイズを販売しているメーカーがありますので、まずは市販のものを試してみ

骨端線（成長線）

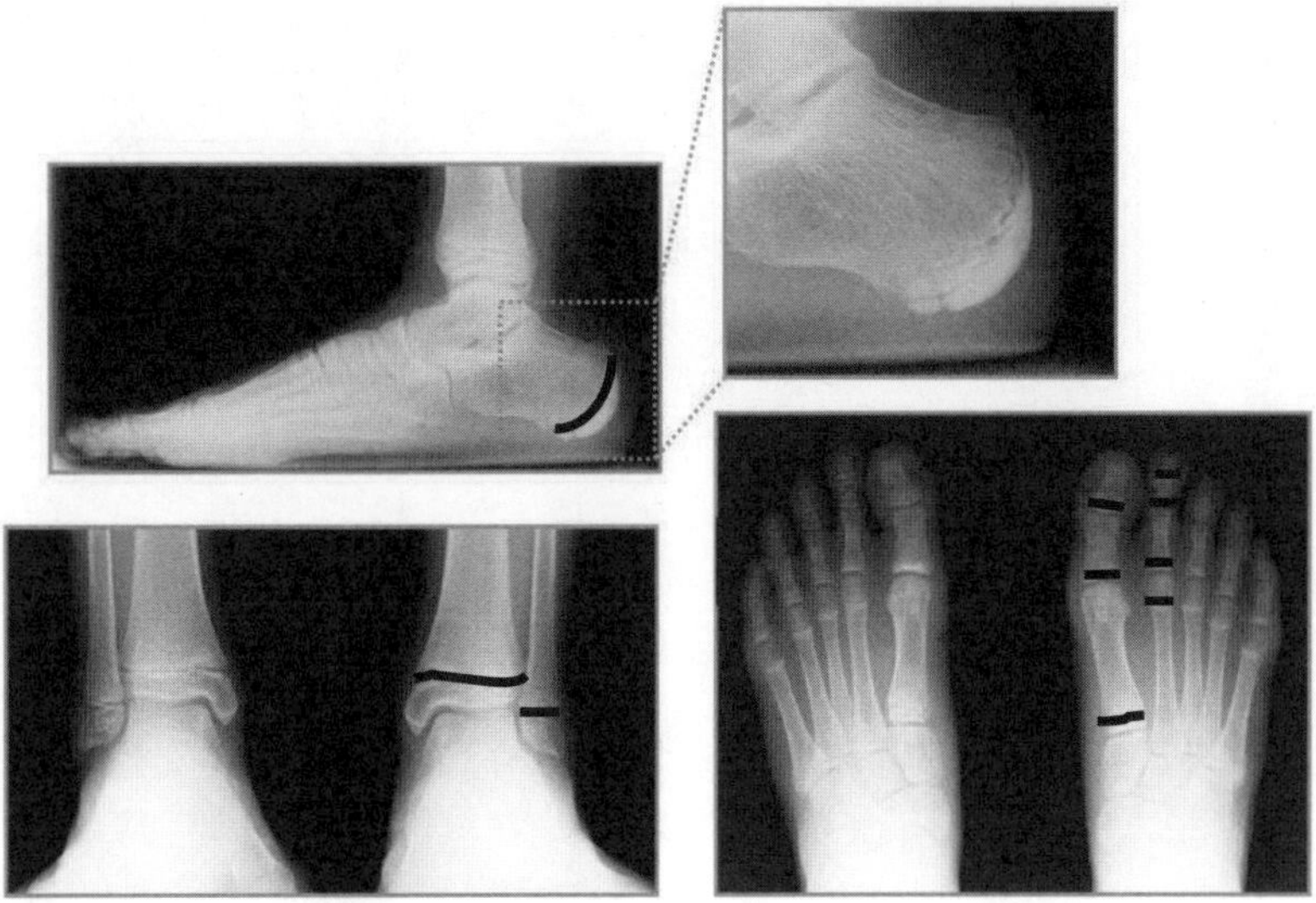

レントゲン写真内の太線部分が骨端線。

るといいでしょう。痛みが強い場合や長く続く痛みには、医師の処方として治療用のインソールを作製することもあります。

大人であれば必ずけがをするであろう危険な転び方をしても、子どもは体重が軽くて柔軟性も高いため、何ともないことがほとんどです。たとえ足に少しくらいの弱点があったとしても、体の他の部位でつじつまを合わせて動作を行います。でも、そんな子どもがもし、「足が痛い」と訴えたら、相当悪くなっている可能性があります。

ふくらはぎに痛みが出るなど、足首よりも上に症状が出ることもあるので要注意。早めの対処をお願いします。

◇骨の急成長で起こる痛み

成長期に多くみられるのは、骨端《こったん》症、いわ

ゆる成長痛です。

骨の先端には骨を作り出す細胞が集まった「骨端線」という場所があり、レントゲンを撮ると、はっきりと線が写ります。身長が伸びるとは骨全体が膨張していくイメージですが実際は、骨端線付近が伸びていくのです。骨端線が急激に伸びる成長期に、スポーツなどで骨に負荷をかけると、痛みが生じやすくなります。

成長痛はいろいろな場所で起こりますが、多く見られるのはかかとの骨（シーバー病）です。かかとの骨の骨端線の部分には、上からアキレス腱、下から足底腱膜が付着しているので、常に上下方向から大きな力がかかっています。加えてスポーツなどでさらに大きな負荷がかかると、増殖中のかかとの骨が両側から引っ張られて炎症を起こし、痛みを感じるのです。

発症してしまったら、できるだけ運動を控え足を休ませること、無理のない程度にアキレス腱のストレッチをすること、インソールで足アーチを支えて、かかとへの負担を軽減させることなどが、痛み軽減に有効です。

成長が止まると、骨端線は閉じて消えます。逆にいえば、骨端線がまだ残っているうちは、身長が伸びる可能性があるということ。骨端線が確認できなくなれば、成長痛の心配もなくなります。

◇過剰な骨が引き起こす障害

バレエや水泳、サッカーなど、つま先を伸ばす運動をしている子どもに多いのが、三角骨障害という病気です。「つま先をピンと伸ばすと、かかとが痛くなる」という症状が特徴です。

三角骨とは、アキレス腱の真下辺りにある、本来はないはずの骨（過剰骨）で、10人に1人くらいの割合であるといわれます。もしあっても日常生活に支障はありませんが、つま先を伸ばすと、三角骨が脛《けい》骨《こつ》（すねの内側の長い骨）とかかとの骨の間に挟まって炎症を起こし、痛みを引き起こします。

痛みがあるときは安静が第一。クリニックでは、ステロイドの注射で炎症を抑えるほか、スポーツをする場合は、痛みがあまり出ないような工夫をフォームに加えるなどの対策を考えます。

悪化すると、足首が腫れて足全体に広がる場合もありますから、痛みが出たら無理をせずに、できるだけ安静を保つことが重要です。炎症を繰り返す場合には摘出手術も検討します。

◇タコでなくイボ

タコやウオノメで受診する子どもの場合、たいていはイボです。特に体重がかかっていないところにできているのは、イボの可能性が高いでしょう。プールなど素足になったときにウイルスに感染したと考えられます。

イボであれば他人へうつしてしまう可能性もありますので、早めに皮膚科で治療を受けてください。治療は液体窒素で感染部位にダメージを与えますが、長期間放置して大きくなったり、数が増えたりすると、治療に時間がかかります。

足にイボウイルスがついても、24時間以内に石けんで足をきちんと洗えば、皮膚の中に侵入することはありません。毎日の入浴時には、ていねいに足を洗う習慣をつけましょう。

◇2歳までのスプーン爪は心配しなくて大丈夫

心配される親御さんが多いものの、様子を見て大丈夫な症例も紹介しておきましょう。

それは爪が上へと反り返る「スプーン爪」。スプーン爪になっているのが足の指で、お子さんが4歳以下であれば様子を見て大丈夫。赤ちゃんはハイハイをするときに親指で床を強く蹴って進むので、そのときに爪が反り返りやすいのです。2歳くらいまでこの状態が続きますが、親指にしっかり体重を乗せられるようになれば、やがて自然に治るので、心配はいりません。

4歳を過ぎてもスプーン爪が治らない、手の爪がスプーン爪になっているなどの場合は、皮膚科の受診を検討してみてください。

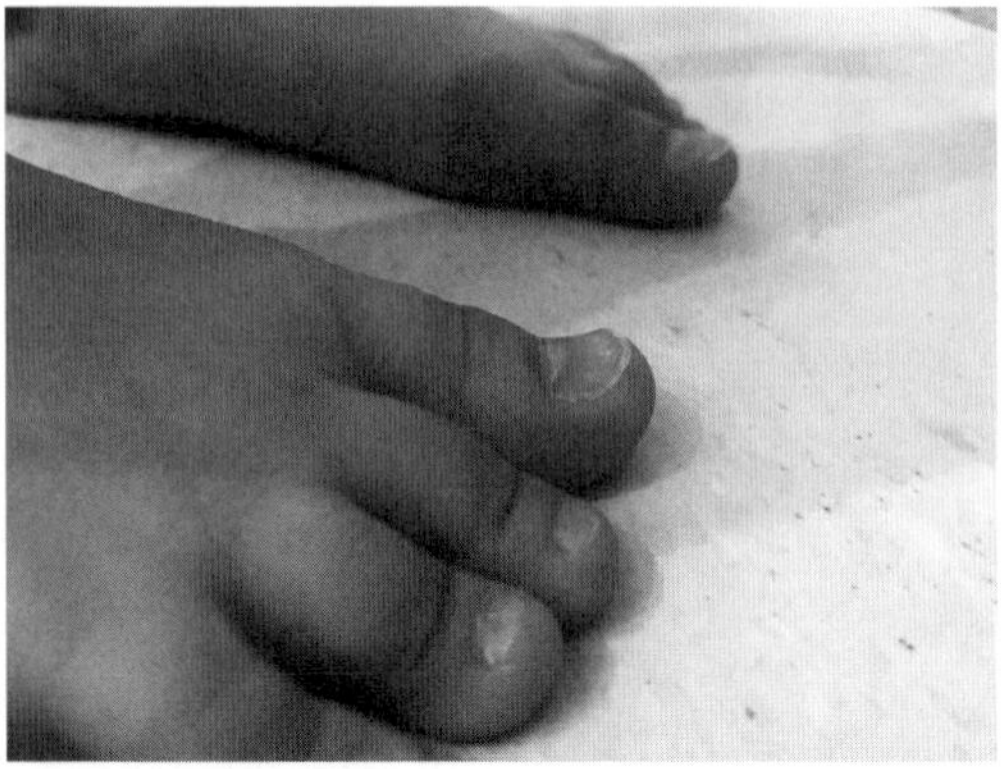

2歳までの子は、健康な足でも爪がスプーンのように反り返ることがある。

コラム

女児のほうが成長が早い

男児より女児のほうが体の成長が早いことは、みなさんご存知かと思いますが、それは足の骨格においても同じです。グラフはレングス（足の長さ）の成長率を表していて、18歳の平均レングスを100としたときの、各年齢における成長率（到達率）です。女児のほうが男児よりも2年ほど早く成長していることが分かると思います。また、レントゲン写真は二卵性双生児の5歳の男女で、こちらからも女児のほうが圧倒的に成長が早いことが分かります。

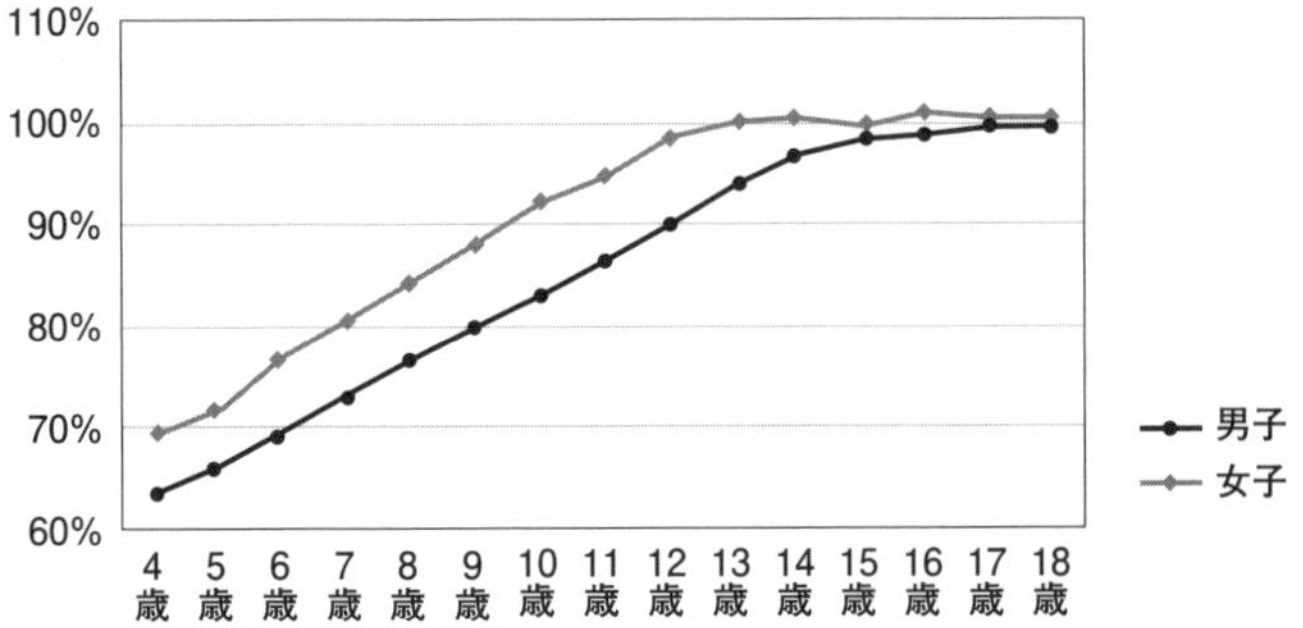

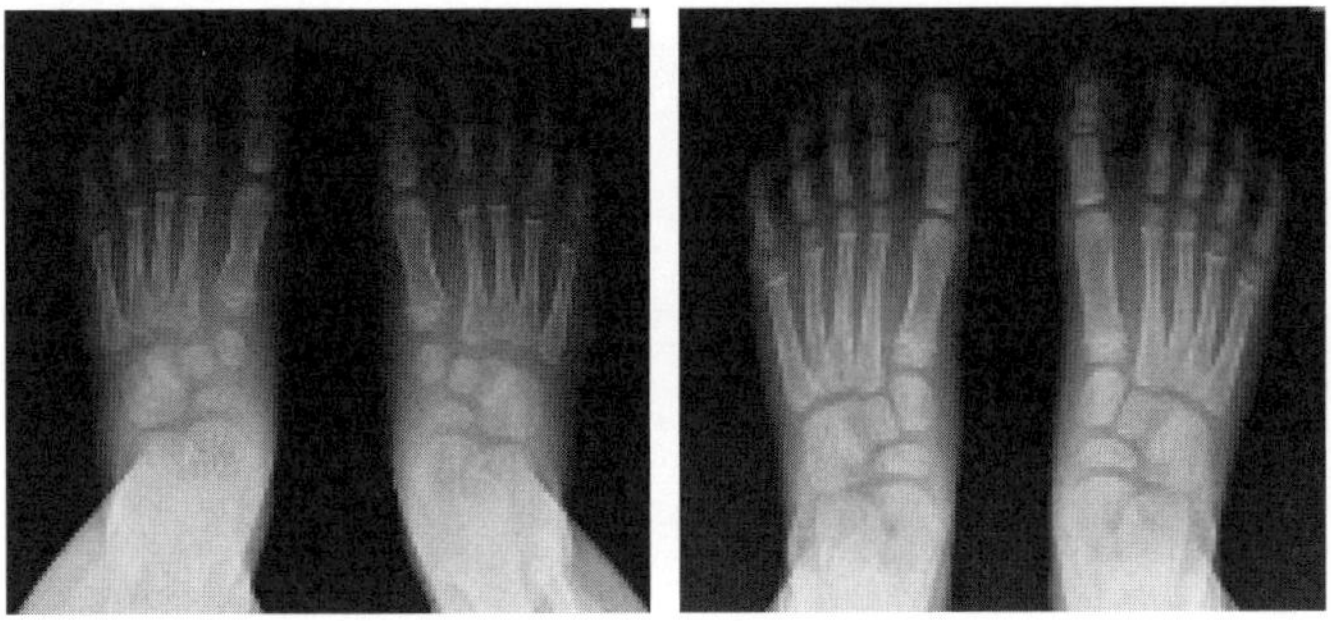

5歳の二卵性双生児の足の骨格を比べると、女児（右）のほうが男児（左）よりも成長している。

女性の足はトラブルと隣り合わせ

足を痛める靴を避け、産前・産後は特に念入りに足ケアを

アメリカの調査では、足のトラブルを訴える患者数は、女性が男性の4倍という報告があります。クリニックを受診する患者さんの男女比も、女性が圧倒的多数を占めています。

女性のほうが足にトラブルを抱えやすい理由は大きく二つ。

一つ目は足の構造です。男性と比べ**女性のほうがじん帯や関節構造が柔らかい**のです。

足というのは片足28個もの骨が組み合わさり、そのパーツどうしをじん帯と関節でつなぎ、筋肉を使って締め上げたり動かしたりしています。小石を組み合わせてゴムバンドでとめているようなもので、それらが柔らかいということは、骨どうしの組み合わせがバラバラになりやすいということ。足の骨格構造が崩れやすいといえるのです。

もう一つは、**ハイヒールやつま先の細いパンプスなど、足に負担のかかる靴を長時間履き続けている**ことです。不安定な靴や、脱げてしまいそうな靴を履いていると、必要のない筋肉を過度に使ってしまいます。それによりゴムバンドのバランスが崩れて指が曲がってきたり、足全体の骨格構造が崩れてきます。学生の指定靴も同じで、多様性のある足を決められた枠の中だけにあてはめることは危険だと感

じます。

「#KuToo」運動のように、職場でのヒール靴の強制が問題になりましたが、足の健康を守るという観点からも、じん帯が軟らかい女性こそ、足に優しい靴を選べる社会になってほしいと思います。

◇出産に向けてさらにじん帯が緩む

もう一つ、女性の足トラブルで見逃せないのが、妊娠・出産のタイミングで足アーチの崩れを起こす人が多いことです。

出産に向けて、妊娠中の女性の体には「リラキシン」というホルモンが分泌されます。このホルモンは、じん帯を弛緩させる働きがあり、リラキシンのおかげで骨盤や恥骨の接合部分が広がり、赤ちゃんが産道を通ることができるのです。

ただし、リラキシンは特定のじん帯だけを緩められるわけではなく、全身のじん帯を弛緩させます。そのため、じん帯の多い足は、それらが緩めば構造全体が崩れやすくなるのです。

リラキシンは妊娠3か月目から徐々に分泌されます。

妊娠中期から後期、女性の体は大きくなっていくお腹により骨盤が前に倒れやすくなるのが特徴ですが、それとは別に足のアーチが崩れれば、それだけでも骨盤は同じ動きをします。そして両者が影響し合って体のゆがみが加速し、加えて体重も増えれば当然足にはさまざまなトラブルが出てきやすくなるのです。

出産後1か月ほどで、リラキシンの分泌は止まりますが、じん帯が伸びたまま固まれば崩れたアーチはそのままです。産後すぐに職場復帰する人の場合、その状態でハイヒールを長時間履いたり、立ちっぱなしでいたりすると、さらにゆがみが悪化しやすくなります。

崩れた足アーチは戻りません。「出産前に履いていた靴がキツくて履けなくなった」という声もよく聞きますが、これは足アーチが崩れて、指の付け根部分の足幅が広がるために起きる現象です。

◇足のゆがみが産後太りを引き起こす

産後は「赤ちゃんの世話で忙しくて、自分のことなんて構っていられない」と、足のゆがみを放置しがち。この足のゆがみが、産後の健康と美容に大きな影を落とします。

足アーチが崩れればそれに連動して股関節も内側にねじれ、骨盤が前に引っ張られて前に倒れやすくなります。するとお腹が前に突き出るのに対してバランスを取ろうと背骨は丸まり、頭が前に出て猫背に……というように、体のあちこちがゆがんでいくのです。

赤ちゃんを抱っこする前のめりの体勢や、赤ちゃんの体重を支えることも、骨盤前傾や猫背のゆがみを増長します。

そしてこれらはいずれも、猫背、下腹ぽっこり、タレ尻、下半身太りなど、女性が気になる体形の悩みを引き起こすゆがみなのです。

足は全身の土台。産前・産後に足元をケアすることで、健康な足と産前のままの体形をキープすることも可能です。産後、体形の崩れを防ぐために骨盤矯正に取り組む女性は多いですが、ぜひ足元の健康にも気づかっていただきたいと思います。

◇妊娠を機にインソールを使おう

産前・産後の足元ケアには、何をすればいいのか。ぜひ実践していただきたいのは、妊娠を機にインソールを使うことです。骨盤が傾けば足のアーチが崩れ、足のアーチが崩れれば骨盤が傾きます。インソールを使うことでこの二重の連鎖を止め、体の急激な変化に対応することができるのです。

足医療の先進国、アメリカでは、「妊娠したらインソール」は常識で、医師がすすめることもあります。日本でも「妊娠したら転ばないようにかかとの低い靴を」と考える人はいますが、さらにもう一段階、「妊娠したときこそ、インソールで足アーチを保ち、全身の骨格をゆがみから守る」と意識を高めてほしいと思います。

40歳が足の健康の曲がり角

生涯自分の足で歩くために40代で足トラブルを見直して

加齢とともに、筋力や骨密度など、体のさまざまなものが変化していきます。足も例外ではありません。片足28個もの骨で、複雑に構成されている足は、ある程度の耐用年数が決まっていて、年々機能が低下していくことを「フットエイジング（加齢と生活習慣に伴う足の構造変化）」と呼んでいます。

よく女性は「お肌の曲がり角」という言い方をしますが、足の健康の曲がり角は40歳を過ぎた頃。クリニックを受診される患者さんも40～50歳代が多く、女性は男性の3倍もの人数です。

◇足トラブルは一進一退を繰り返して悪化する

「中学生の頃から外反母趾だった」、「社会人になってパンプスをはき始めてから足の変形が始まった」という人もいますが、早めに対処すれば、歩けなくなるようなトラブルには発展しにくいもの。ところが角を曲がり切ってしまうと、筋力や骨密度の低下が始まることもあり、足の骨格構造の崩れは加速度的に進行していきます。そしてそれが不可逆的な変化にまで至れば、手術で骨を削ったり、人工関節を使用する必要がでてきます。

ただし、実際には一進一退を繰り返しながら徐々に悪化していくため、すぐに治療をしようと思いません。これが手遅れになる理由の一つです。

また、足トラブルを抱えたまま老年期に入ると、足が思うように動かず転倒したり、痛みから歩くことをいやがって運動不足になったり、あるいは痛みをガマンして不自然な体勢で歩くことでゆがみが全身に広がったり、足の健康を損なうことが、健康寿命を損なうことにつながっていきます。

もちろん、50代以降になってから運動やストレッチをしたり、歩き方を見直すことで、足のトラブルを克服した方も大勢います。そうした方たちが**口をそろえて言うのが「痛みをガマンしないで、もっと早くから治療をすればよかった」という言葉**なのです。

40歳を過ぎたら毎年の健康診断に乳がん検診をプラスする人も多いでしょう。それと同じように、今まで以上に足の健康を気づかってください。将来起こり得る足の

フットエイジング

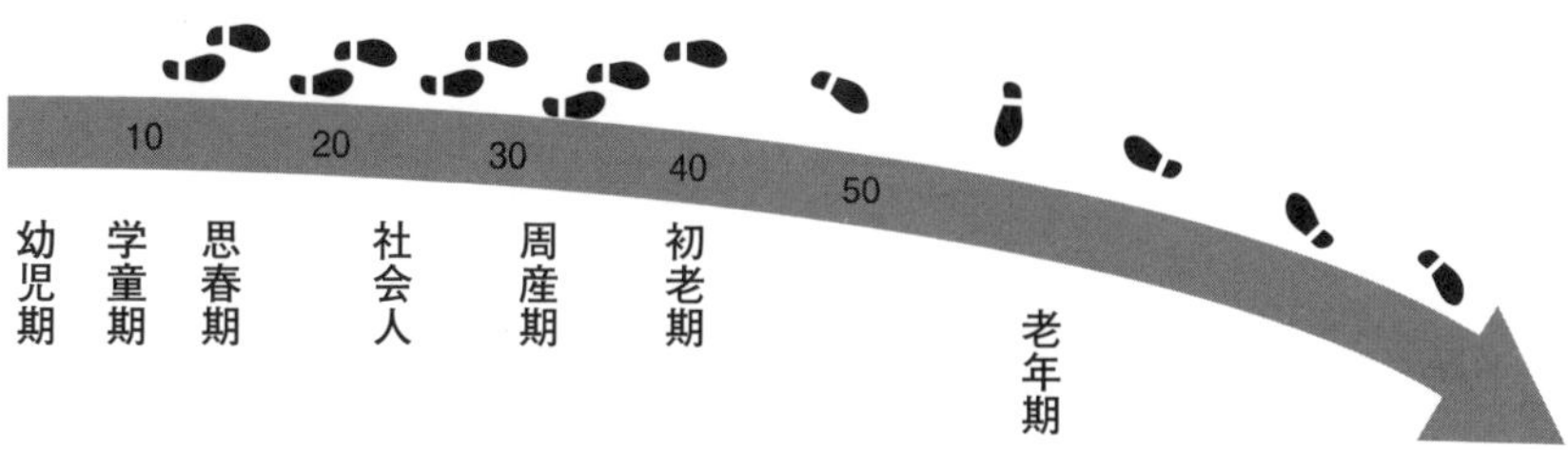
10
20
30
40
50
幼児期
学童期
思春期
社会人
周産期
初老期
老年期

人は年齢を重ねるごとに足の機能が年々低下していく。これを「フットエイジング（加齢と生活習慣に伴う足の構造変化）」という。

トラブルは予防ができます。

「40歳が足の曲がり角」という意識を持つことで、一生歩ける元気な足を維持しましょう。

第9章

インソール選びのコツ

インソールは「自分に合うかどうか」が最重要

価格や口コミより機能重視で選ぶ

足のさまざまなトラブルの主な原因は、骨格構造の崩れです。巻き爪やタコ、ウオノメも足アーチを整えなければ根本的な解決にはなりませんし、外反母趾や強剛母趾の手術を受けても、その後、何もしなければ再発する可能性が高いでしょう。

足の骨格を正しい状態に矯正するために不可欠なのが、靴の中に入れて使うインソールです。

日本ではまだまだ一般的ではありませんが、足の健康を保つために、非常に重要な役割を果たします。インソールで足の構造を立て直しておくことで、さまざまな足のトラブルを防ぐことができますし、トラブルの初期症状も緩和できるのです。

インソールは大きく分けて2種類あります。

ひとつは健康な体の人がさらにパフォーマンスを上げるために使

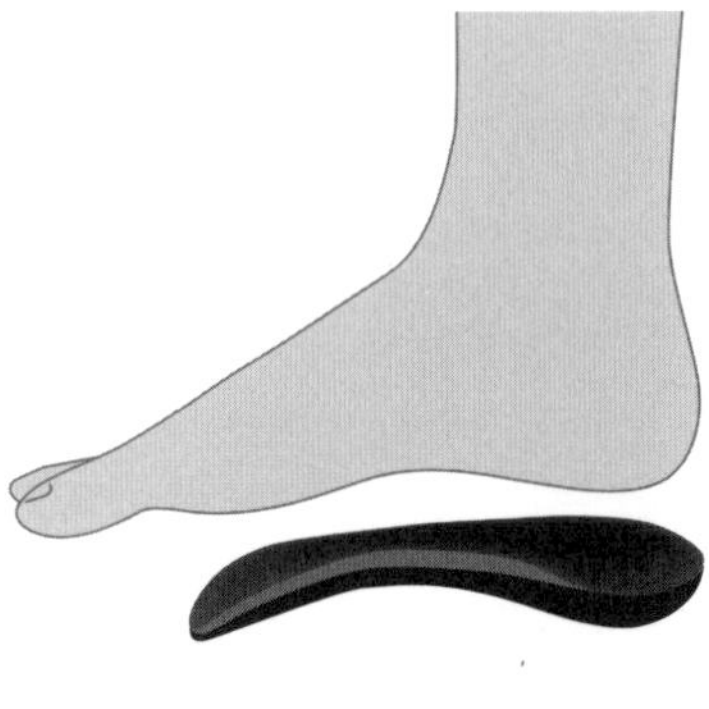

インソールは、足の骨格が崩れている人の「足アーチ」を、正しい骨格配列に矯正してくれる。

うもの。もうひとつは足にトラブルがある人が、健康な人と同じレベルのパフォーマンスを取り戻すために使う医療用のものです。

インソールというと、クッション性のある軟らかい素材のものをイメージする人が多いかもしれませんが、それは医療用ではない市販品。市販品はある程度どんな足にも適合するよう、軟らかい素材で作られます。

これに対して、医療用のインソールは、繊維強化プラスチック（ＦＲＰ）やカーボンなど硬い素材で作ります。硬くなければ下から足アーチを支えることができないからです。硬いということは、足にピッタリ合わないと痛くて使うことができません。そのため、一人一人の足型を取って、その人の足の立体曲面に合わせたインソールをオーダーメードで作るのです。

インソールは安価だから機能性が劣るとは限らず、高価だから優れているとも限りません。**大事なのは、使う人の足アーチにどれだけ適合しているか、どれだけ機能を引き出せるかという点です。**ほかの人に合っていたからといって、自分にも同じインソールが適合するとは限らないのです。

ちなみに市販品のインソールは、５０００円から1万円ほど。価格と機能の良し悪しは比例しませんが、１０００円以下で売っているようなものに、足アーチの補整機能はありません。かえって足を悪くする危険もあるので、足にトラブルがある人は使わないほうがいいでしょう。

とはいえ、高価ならいいわけでもありません。大手百貨店などで10万円以上するようなインソールも売っていますが、そこまでお金をかけるのであれば、オーダーメードで作るほうがいいと思います。

オーダーメードのインソールの価格は、素材によりますが、約４万５０００円。外反母趾や強剛母趾などの疾患で、医師が治療に必要と認めれば保険適用になる場合があり、３割負担なら約１万３５００円ほどで作ることができます。

◇市販品は1～2週間使ってみて合っているか見極める

市販のインソールは、さまざまなものが売られています。崩れたアーチを矯正するには、土踏まずの部分が立体的な構造で、ＦＲＰなどの素材が硬いものを選びましょう。

一方、足の裏の脂肪が薄いせいで痛みがあり、インソールでクッション性を持たせたい場合は、シリコンやジェルのような軟らかい素材がおすすめです。

市販のインソールを使って「痛みが消えない、効果がない」と無意味な烙印を押されてしまうのは、医療者側として困ります。それはインソールが悪いのではなく、適合していないと考えるべきでしょう。足に痛みや変形があるなら、やはり医療用のオーダーメードを検討してください。

そこまで痛みはない、予防のために使いたいという場合は市販品でも構わないと思います。

選んだインソールが合っているかは、１～２週間使って様子を見ましょう。使用前より動きやすく、疲れにくいと感じたら、合っていると判断してＯＫ。インソールによって足の形が矯正され、筋肉の使い方も変わってくるので、使い始めは思いもよらない場所が筋肉痛になることもあります。でも、それは正しい反応なので大丈夫です。

「インソールを使っても劇的な変化は感じられなかったのに、使用をやめたら足の痛みが再発した」という声も聞きます。**「使っていて快適でも不快でもない。でも、ないと困る」というのは、そのインソールが自分に合っている証拠**です。

万が一痛みを感じたり、痛みが悪化する場合は、即座に使用を中止してください。使い始めの痛みをガマンしていれば、やがてトラブルが治るということはありません。

特に、O脚に対してかかとの外側を高く補整するインソールは、O脚のタイプによっては、足アーチの崩れを悪化させる危険もあります。痛みをガマンして使うのは厳禁です。

オーダーメードのインソールは型取りが大事

オーダーメードインソール作りの紙上シミュレーション

医療用のオーダーメードインソールで最も大切なのは、型取りの作業です。その人がベストの足アーチになった状態の型を、三次元で取らなくてはなりません。クリニックではインソールを専門に作っている義肢装具士が担当しています。

日本にはインソール専門の義肢装具士は少なく、一般的には義足や装具を作っている義肢装具士がその片手間でインソールを作っています。中には、立ったまま足アーチがつぶれた状態で型を取ったり、足の寸法だけを測ってオーダーメードをうたっているところもあると聞きます。これではインソールで足アーチをサポートすることはできません。

クリニックではどんな手順を踏んでインソールを作っているのか、担当の義肢装具士・向将平さんに、詳しく紹介してもらいましょう。

【以下、向将平さん談】

インソールを作製する際に、最初にチェックするのが自然に立ったときのバランスです。扁平足なのか、座っているときには足アーチができているけれど体重がかかると足アーチがつぶれる隠れ扁平足なのか、もしくは甲高なのかなどを細かく観察します。

次に行うのが、足の骨格タイプ診断です。体重がかかっていない状態で足を観察したときに、その人の足の傾きや、ねじれの状態などから全部で9タイプに分類します。これを立ったときの状態と比較して、荷重によって足がどのように変化しているのかを見極めるのです。

続いて、関節の可動域（動く範囲）や動きの質を確認します。

親指の付け根にある「MP関節」の屈曲・伸展（曲げ伸ばし）、柔軟性を確認するほか、すべての指の骨の配列、動きの質を見ていきます。また、「リスフラン関節」「ショパール関節」「距骨下関節」など、足のあらゆる関節の可動域や動きもチェックします。左右差の有無や、どの程度の差があるかも把握します。

◇半荷重・非荷重、2種類の型を取る

インソールを作る上で重要なのは、動いたときの足の崩れ方を確認することです。座っているときには骨格構造が正常でも、立つと足裏のアーチがつぶれるようなら、その差が

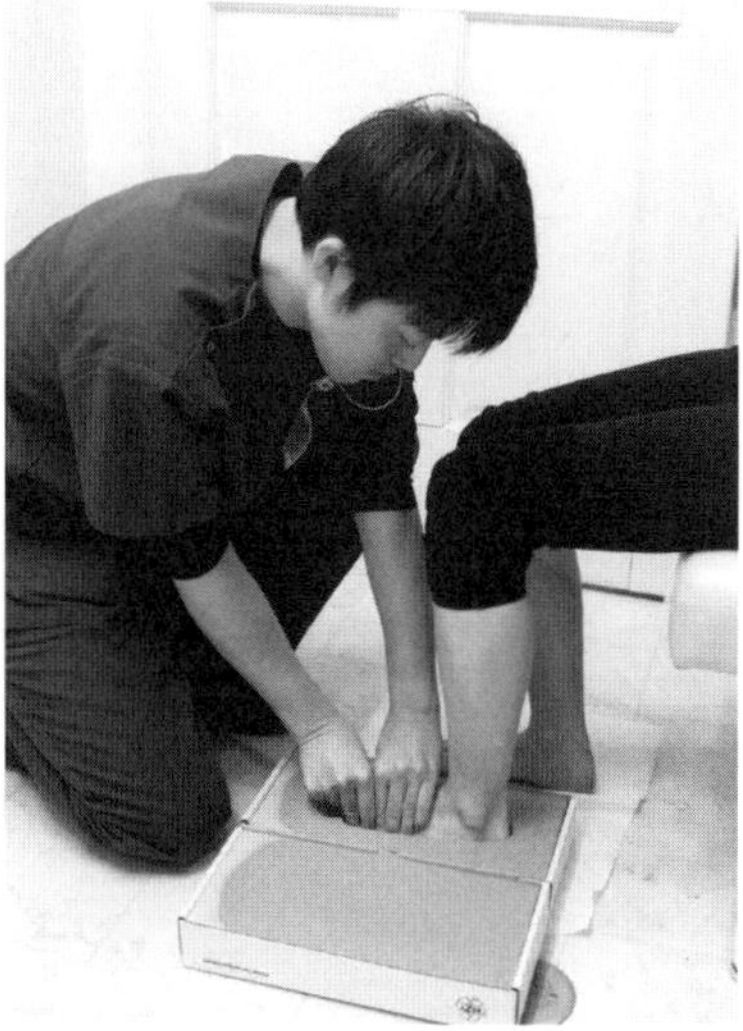

半荷重状態の型取り。圧をかけるとその立体曲面通りに沈む特殊な素材を使い、患者さんの足を押し込んでいく。

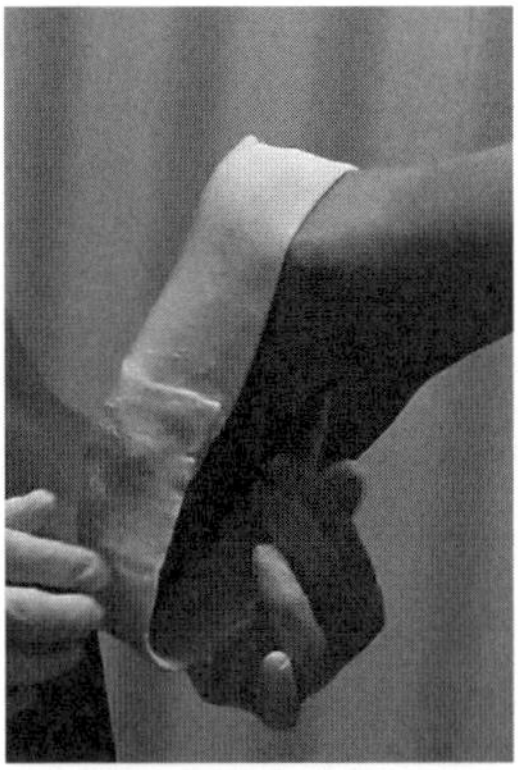

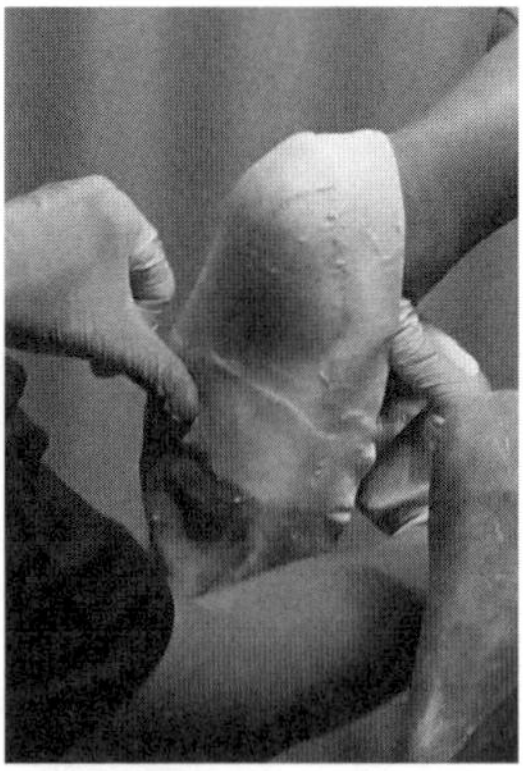

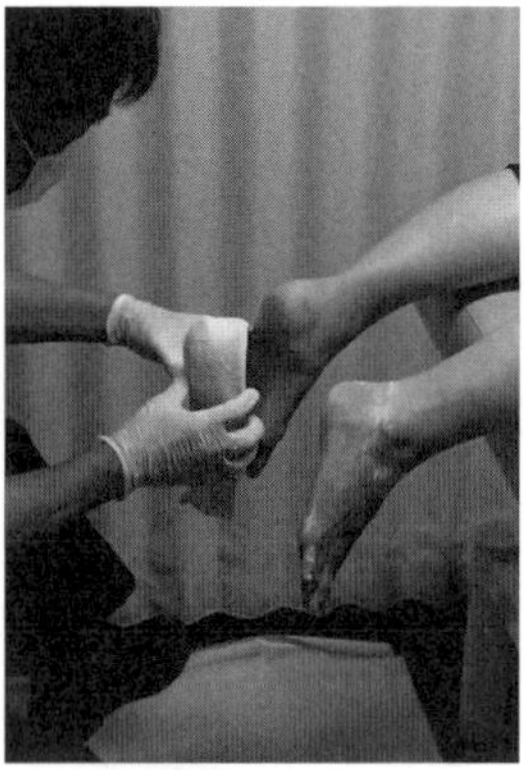

非荷重の型取りはうつぶせで。自然な状態の足に、石膏布を巻き付けて固める。

どのくらいあるかを確認しなくてはなりません。変化率が大きいほど足にかかる負担も増大します。

そこで、半荷重と非荷重2種類の型取りをすることで、変化率に応じて足アーチを支えられるインソールを作ります。

まずは、発泡素材の型に足を乗せてもらいます。そして、装具士が理想的な足のアーチの状態へと注意深く整えながら、足を下に押して型をとります。これで、足に半分ほど体重がかかったときの足型が取れます。

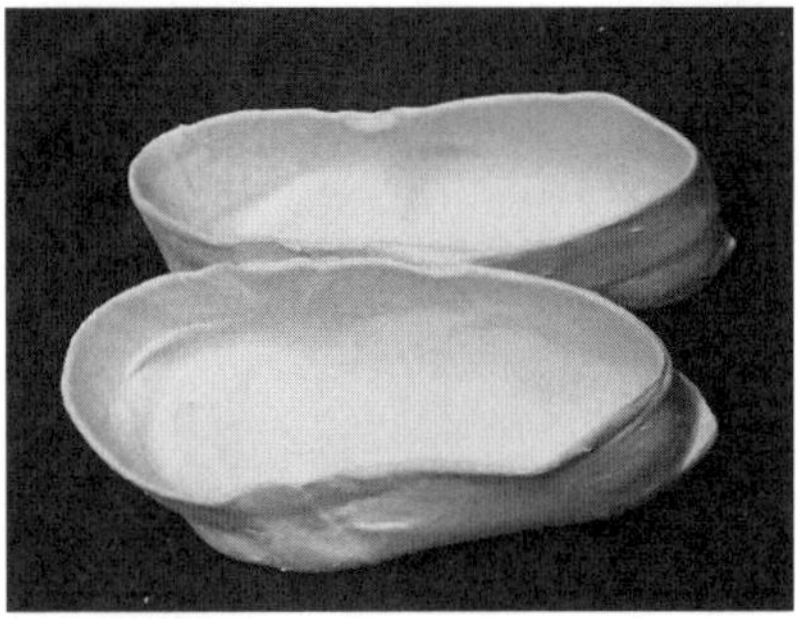

取った型に石こうを流し込んで、
石こう型を取る。

次に、ギプスを使った型取りをします。このときはうつぶせになってもらい、足への荷重がまったくない状態にします、その上で、足に石こう布を巻きつけて固め、取った型に石こうを流し込んで足の立体モデルを作るのです。

半荷重と非荷重の2種類の型を取ることで、精度の高い効果的なインソールを作製することが可能になります。

◇ライフスタイルに合わせて選ぶ

石こう型と足の立体モデルをもとに、医師がその人に合った素材や形を処方して、義肢装具士がインソールを作製します。

インソールの形は、足裏全体をカバーするフルサイズと、かかとに合わせて使うハーフサイズがあります。スニーカーなど中敷きが外せる靴を履く場合は、大きい物でもよいのですが、革靴は中敷きが外せない物が多く、フルサイズのインソールを入れるときつくなりがち。中敷きが外せない靴を履く場合は、ハーフサイズのほうが良いでしょう。

ちなみにインソールはスニーカーやパンプスなど、入れる靴によって形が異なります。足アーチを補整する効果が最も発揮できるのはスニーカー用。ひもで結ぶことで足がしっかりホールドされるからです。スニーカー用に比べて、パンプス用のインソールで得られる補整効果は7割程度、ハイヒール用は5割程度と思ってください。

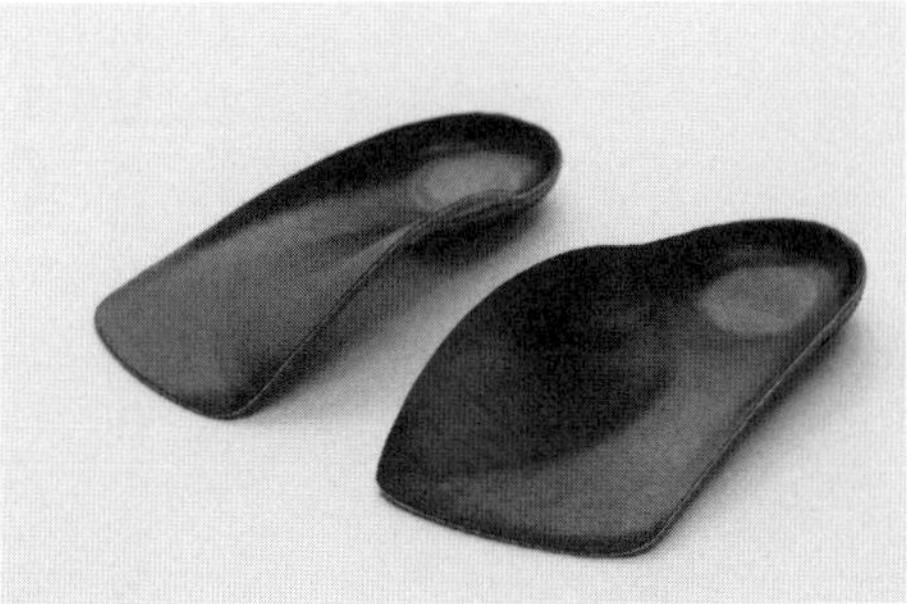

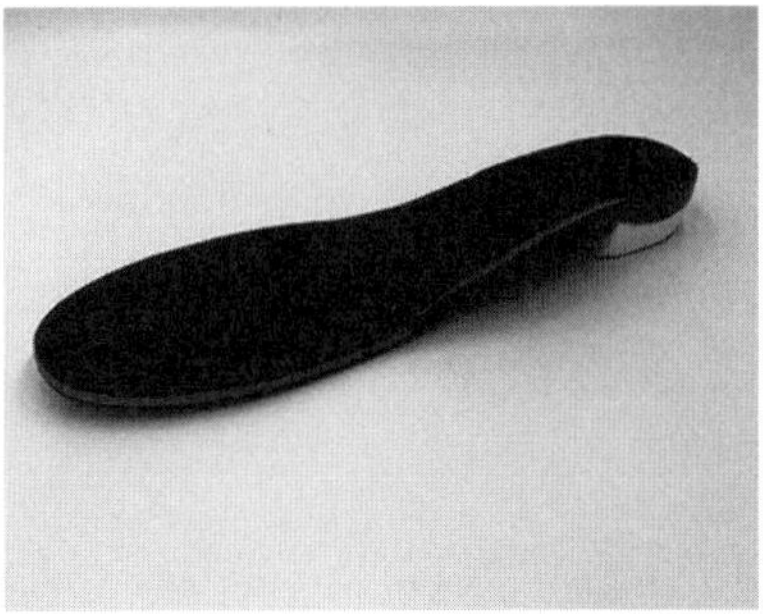

右がフルサイズ、左がハーフサイズのインソール。

インソールが完成するまでは、約2週間です。完成したら使ってもらい、きちんと合っているかを確認するために、2回通院してもらいます。きちんと合っていれば、巻き爪や外反母趾などの痛みや変形が解消するのはもちろん、骨盤が立って猫背が治り、ラクに歩けるようになります。

足トラブルがない人でも、予防や姿勢改善などに効果的なので、積極的に使ってみてください。

インソールは足専門医の武器のひとつ

足トラブルにおける多職種での治療戦略

内科医の武器が処方薬、外科医の武器がメスであることと同様、足専門医においてはオーダーメードのインソールが治療戦略の上で重要な武器のひとつになります。ですが万能薬ではありませんので、どんなトラブルもインソールで治るわけではありませんし、効果が出るまでには少し時間がかかります。

足の骨格配列をインソールで下から強制的に組み替えることで、それまでとはまったく異なったものになります。歩くための理想的な形状となるのですが、長年使い込んできたものが急に変わってしまうため、それについていけない人もいます。インソールを使って無理やり正しい歩行をさせられることで、多くの人はふくらはぎや太ももの後ろが引っ張られて痛みが出ます。痛みといっても炎症などが起きているのではなく、今まで使えていなかった部分が引き伸ばされて、まさにこれから活躍していくぞという良い反応なので心配はいりません。中には痛すぎて使用を中断してしまう人もいますが、そのような場合は、理学療法士がストレッチや筋力維持の方法をひとりひとりに合わせて指導をします。

健康維持のためには生活習慣の改善が必要ですが、ここでいう習慣とは日ごろからの体の動かし方や努力の仕方、それを日常生活にどう取り入れていくかの意識付けが大きな要となります。足のトラブルは通院だけで改善・完結するわけではありませんので、ある程度の自己努力が必要だということも理解していただきたいと思います。

◇理学療法士の役割

クリニックでは医師、看護師、義肢装具士、理学療法士、放射線技師がチームを組んで医療を提供しています。これらの職種の中で「体の動き」が授業カリキュラムに組み込まれているのは義肢装具士と理学療法士の二つで、それを医療（保険診療）として提供ができるのは理学療法士だけです。足のトラブルは歩くという三次元的な動きにおいて、体のどこかで生じるわずかな不具合が原因で生じるものですので、それを見抜く目とゴールに向かって体を組み立てていく技術が必要不可欠なのです。

ただし、これには患者さん一人に対して、一人の理学療法士が1回に40分ほどかけて行う必要がありますので、クリニックでは理学療法士が最も多い人員配置となっています。

◇看護師の役割

一般的に看護業務といえば医師の診察補助が大きな割合を占めますが、クリニックにおいては「メディカルフットケア」という重要な役割も担っています。患者さん一人ではどうすることもできない痛みのあるタコやウオノメ、爪のケアなどを専門的に行うのですが、そこには看護師ならではの技術が含まれています。ひとりひとりの患者さんに対して、生活習慣はどうか、糖尿病やリウマチといった基礎疾患はないか、抗がん剤などの治療をしているかといった医学的視点はもちろん、履いている靴や歩き方、趣味や仕事などの生活様式なども含め、足トラブルの原因となっているすべての情報から解決までのゴールを見つけ出し、セルフケアができるまでの指導を行います。またフットケア製品の選び方や肌の手入れの仕方といった、医師の診察という限られた時間だけでは難しいことも、クリニックの看護師がニーズに合わせた情報を提供しています。

◇多職種連携あっての足医療

あらゆる足のトラブルに対して患者さんが満足できる医療を提供するためには、どれだけ多くの医師がいてもそれだけでは決して完結することはできません。それはトラブルそのものが結果であって原因ではないためであり、一方向からの数の理論だけではそこにたどり着けないからです。

そのため、原因を見い出し結果を解決するためには、数ではなく多職種多方面からの戦略的アプローチが重要であり、またそこから得られた知識を共有しながら未来へとつなげていく情報箱の構築も私たちの責務だと考えています。

足にトラブルがあったら「足科」へ、いつか日本にもそんな時代が来る日を夢見て。

いつまでも元気に歩く

人の足の形と機能は一生涯の中で変化し続け、それとともに歩き方も変わっていきます。

1歳前後の歩き始め頃、足のアーチ構造を形成するはずの骨はまだ軟骨ばかりで、レントゲンにはっきりと写りません。そのため足としての機能はほとんどなく、筋力を最大限に使って何とか移動しようとします。

片足で立てるようになれば筋力歩行からバランス歩行へと移行し、筋肉へのエネルギー浪費が減ることで長く歩けるようになりますが、さらに効率よく前へ進むためには体幹の筋力が必要となってきます。このため、幼少期は鬼ごっこ遊びなどの機会を多く与え、二足歩行の基礎づくりをさせてあげるとよいでしょう。また構造的な特徴は小学校高学年の頃には決定し、以後骨の成長が止まるまで大きくはなりますがその機能は変わらないと言われています。

年齢を重ねると足の機能が低下するために、歩けなくなったり転倒してしまうなどと考えている人は多いと思いますが、そうではありません。足の構造は子どもの時期に決定しているため、大前提としてそれが強い人と弱点である人が存在し、そもそも耐用年数のスタートラインが違います。もちろん前者は足のトラブルに見舞われることなく生涯を過ごすことができますが、後者ではその弱点を体の別部位の筋力や柔軟性で補うことにより前者と同様の運動能力を維持しています。それゆえ加齢に伴い補うものの機能が低下すれば足の弱点がそのまま顕在化し、足のトラブルへと進展していきます。

何かのきっかけで足に慢性的な痛みが出てしまうと、それを補おうと別の場所に負荷をかけながら歩いてしまい、無意識のうちに二次的、三次的な場所の痛みへと変わってしまいます。そしていずれバランスが取れなくなり、筋力に頼らざるを得ない状態になると、長い距離を歩くことができなくなるのです。

一方で、今まで足のクリニックで多くの患者さんの診察をしてきましたが、80代、90代で足に弱点があったとしても元気に活動している方はたくさんおられます。その方たちは自らの弱点を知っているからこそ「歩く」ことにむしろ貪欲で、日々努力を続けていました。

これからの人生、足にトラブルを生じることは数多くあると思います。そして悪くなったり良くなったりを繰り返しながら徐々に進んでいく歩行能力の低下は、足の知識なくして避けることはできません。皆さんには本書をご活用いただき、未来に向かっていつまでも元気に過ごされることを願っております。

二〇二一年十一月　　桑原　靖

【著者紹介】
桑原　靖（くわはら・やすし）
「足のクリニック表参道」院長。2004年埼玉医科大学医学部卒業。同大学病院形成外科で外来医長、フットケアの担当医として勤務。13年東京・表参道に日本では数少ない足専門クリニックを開業。専門医、専門メディカルスタッフによるチームで、足の総合的な治療とケアを行う。日本フットケア・足病医学会評議員。著書に『元気足の作り方 — 美と健康のためのセルフケア』（ＮＨＫ出版）、『外反母趾もラクになる！「足アーチ」のつくり方』（セブン＆アイ出版）など。

STAFF
表紙・本文デザイン　清水信次
イラスト　木村郁子
編集協力　島上絹子（スタジオパラム）、及川愛子
編集担当　永田一周

※本書は時事通信社の医療情報サイト「時事メディカル」での
連載記事をもとに大幅加筆修正したものです。

「足《あし》が痛《いた》い」本当《ほんとう》の原因《げんいん》はコレだ！
いつまでも元気《げんき》に歩《ある》くために専門医《せんもんい》が教《おし》える新常識《しんじょうしき》

2021年12月10日　初版発行

著　者：桑原　靖
発行者：花野井道郎
発行所：株式会社時事通信出版局
発　売：株式会社時事通信社
〒104-8178　東京都中央区銀座 5-15-8
電話03（5565）2155　https://bookpub.jiji.com

印刷／製本　株式会社太平印刷社

ISBN978-4-7887-1798-5 C0077 Printed in Japan